全国高等卫生职业教育创新技能型"十三五"规划教材

◆ 适合护理、助产、涉外护理等专业使用

基础护理学实训指导

JICHU HULIXUE SHIXUN ZHIDAO

主　编　陈小红

副主编　任久红　杨慧琳　刘元芳

编　委（以姓氏笔画为序）

冯德翠　德江县民族中医院

朱　婵　铜仁市人民医院

任久红　贵州健康职业学院

刘　敖　铜仁市人民医院

刘元芳　贵州健康职业学院

刘亚平　铜仁市人民医院

杨　澜　贵州健康职业学院

杨胜琴　铜仁市人民医院

杨慧琳　贵州健康职业学院

邹艳飞　贵州健康职业学院

陈小红　贵州健康职业学院

金志丽　铜仁市碧江区中医医院

徐　英　铜仁市人民医院

熊成霞　德江县人民医院

潘　婷　贵州健康职业学院

华中科技大学出版社
http://www.hustp.com
中国·武汉

内 容 简 介

本书是全国高等卫生职业教育创新技能型"十三五"规划教材。

本书共 35 个实训项目,内容包括铺床法、卧床病人更换床单法、运送病人法、轴线翻身法、病人约束法、九种卧位、手卫生、无菌技术、穿脱隔离衣、口腔护理、床上洗头、床上擦浴、生命体征的测量等。

本书供护理、助产、涉外护理等专业使用。

图书在版编目(CIP)数据

基础护理学实训指导/陈小红主编. —武汉:华中科技大学出版社,2019.1(2021.12 重印)
ISBN 978-7-5680-4762-3

Ⅰ.①基⋯　Ⅱ.①陈⋯　Ⅲ.①护理学　Ⅳ.①R47

中国版本图书馆 CIP 数据核字(2018)第 289273 号

基础护理学实训指导　　　　　　　　　　　　　　　　　　陈小红　　主编
Jichu Hulixue Shixun Zhidao

策划编辑:史燕丽
责任编辑:张　琴
封面设计:原色设计
责任校对:曾　婷
责任监印:周治超
出版发行:华中科技大学出版社(中国·武汉)　　　电话:(027)81321913
　　　　　武汉市东湖新技术开发区华工科技园　　　邮编:430223
录　　排:华中科技大学惠友文印中心
印　　刷:武汉市籍缘印刷厂
开　　本:787mm×1092mm　1/16
印　　张:12
字　　数:247 千字
版　　次:2021 年 12 月第 1 版第 4 次印刷
定　　价:46.00 元

前　言

　　随着医学科学的发展和人们对健康认识的不断提高,传统的教育模式已越来越不适应健康卫生技术人才培养的需要。近年来,我们积极探索和实践"以就业为导向,以素质、能力为本位"的应用型护理专业人才培养的改革与创新,在人才培养目标上突出三要素:人文精神与职业素养,专业知识与实践技能,人际沟通能力与评判性思维能力。"基础护理学"是护理专业最重要的专业基础课程之一。为了更好地让学生学习本门课程,我们编写了《基础护理学实训指导》。

　　《基础护理学实训指导》是根据《基础护理学》教学大纲编写的,实训项目共 35 项。本课程是一门实践性比较强的课程,设计好实训课有利于学生巩固理论知识,同时又能使学生在实践中提高护理技能和对"护理"的感悟。因此,我们在实训课上采用"情景式""护患角色扮演"等教学方法,使学生既能体验"护士"的责任,又能体验"病人"的感觉,同时,运用技能训练和考核等评价方式,调动学生学习技能的积极性,使学生掌握本门课程的基本技能。

　　通过实践教学,激发学生的学习热情,发挥学生的思维潜力,充分调动学生动手动脑的积极性,锻炼和培养学生自己主动获取知识和实际应用知识的能力,让学生具备一定的人际沟通能力和评判性思维能力,真正成为能适应岗位需要的高素质技能型护理专业人才。

　　由于教育教学改革是一个不断创新完善的过程,我们的探索需要不断深化和发展,加上编写时间有限,教材难免存在不足,希望有关专家和老师、同学提出宝贵意见,帮助我们不断提高。

编　者

目　录

实训一 铺床法

一、实训目的与要求

(1)通过训练和考核使学生学会保持床单位整齐,病床平整、紧扎、安全、实用,满足病人卧床休息的需要。

(2)通过实训操作,学生能够独立完成各种铺床法的操作程序。

(3)操作中做到态度认真,步骤准确及省时、省力,掌握各种铺床法的注意事项。

二、用物准备

1.备用床、暂空床　床、床垫、床褥、棉胎或毛毯、枕芯、底单(大单或床褥罩)、被套、枕套,必要时备橡胶单和中单。

2.麻醉床

(1)床上用物:床垫、床褥、棉胎或毛毯、枕芯、底单(大单或床褥罩)、中单和橡胶单、被套、枕套。

(2)麻醉护理盘:

①治疗巾内:开口器、舌钳、通气导管、牙垫、治疗碗、氧气导管或鼻塞管、吸痰导管、棉签、压舌板、平镊、纱布或纸巾。

②治疗巾外:电筒、心电监护仪(或血压计、听诊器)、治疗巾、弯盘、棉签、胶布、护理记录单、笔、输液架等。

三、训练过程

(1)观看录像视频,主讲教师对每种铺床法进行演示。

(2)主讲教师交代实训要求与注意事项,全班同学分组进行操作。

(3)指导老师巡视,随时评价并纠正不规范的操作。

(4)集中讲评本次的训练情况。

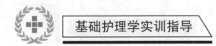

四、操作流程

1.备用床铺法

简要流程	操作要点
自身准备	1.素质要求　衣帽整洁,语言柔和,举止端庄。 2.核对(两人)　双人核对出院病人的执行单及医嘱,签名
评估	1.病情　意识状况、心理状态、对出院的认知程度、合作程度。 2.治疗情况　手术、用药及管道情况。 3.局部　出院前肢体活动情况
操作前准备	1.环境　环境清洁。 2.护士　洗手,戴口罩。 3.用物　按需备齐
操作过程	1.核对解释　核对出院病人,向其他病人做好解释,交代注意事项。 2.环境准备　环境安静、整洁、光线适宜。 3.病人准备　无其他病人接受治疗、护理及进餐。 4.移动桌椅 (1)备物:按铺床先后顺序将用物放于护理车上,推至床边。 (2)移桌椅:护士站在床旁桌一侧(病人右侧),移开床旁桌距床20 cm,移开床旁椅距床尾正中15 cm,按顺序将用物放于床旁椅上。 5.翻垫铺褥 (1)翻垫:从床头至床尾或从近侧至远侧翻转床垫。 (2)铺褥:将床褥上缘齐床头至床尾逐层展开。 6.铺大单 (1)展开法:将大单放于床褥上,对齐中线,将其向床头、床尾散开。 (2)铺床头角:右手托起床垫一角,左手超过床头中线将大单边缘折入床垫下,右手距床头约30 cm处,向上提起大单边缘使大单头端呈等边三角形,以床缘为界,将三角形分为两个三角形,上半三角形覆盖于床上,下半三角塞于床垫下,再将上半三角形翻下,塞于床垫下。 (3)铺床尾角:走至床尾,拉紧大单,左手托起床尾的床垫一角,右手超过床尾中线握紧大单,同法铺好床尾角。 (4)铺中间:将大单中部边缘拉紧,将大单平整地塞于床垫下。 (5)铺对侧:转至对侧,同法铺好病人左侧床单。 7.套被套(卷筒式) (1)护士站在病人左侧,将被套反面向外放在铺好的大单上,中线与床中线对齐;将棉胎铺于被套上,上缘齐床头。 (2)套被套:将棉胎与被套一并自床头卷向床尾,再由开口端翻转至床头,于床尾处拉平棉胎及被套,系好带子,盖被上缘与床头齐。

续表

简要流程	操作要点
操作过程	（3）铺被筒：将病人左侧盖被边缘向内折叠和床缘齐，尾端向内折叠与床尾齐，同法铺右侧被筒。 8.套枕套 于病人右侧床尾套好枕套，使四角充满，开口背门，平放于床头正中
操作结束	1.移回桌椅 将床旁桌、椅放回原处。 2.用物处理 妥善处理或按医院规定处理。 3.洗手 洗手，脱口罩

2.麻醉床铺法

简要流程	操作要点
自身准备	1.素质要求 衣帽整洁，语言柔和，举止端庄。 2.核对（两人） 双人核对执行单及医嘱，签名
评估	1.病情 意识状况、心理状态、对手术的认知程度、合作程度。 2.治疗情况 手术名称、手术部位、麻醉方式及术后所需。 3.局部 手术切口及各种管道情况
操作前准备	1.环境 环境清洁。 2.护士 洗手，戴口罩。 3.用物 按需备齐
操作过程	1.核对解释 核对病人，准确无误，向家属和其他病人做好解释，交代注意事项。 2.环境准备 环境安静、整洁、光线适宜。 3.病人准备 无其他病人治疗、护理及进餐。 4.移动桌椅 （1）备物：按铺床先后顺序将用物放于护理车上，推至床边。 （2）移桌椅：护士站在床旁桌一侧（病人右侧），移开床旁桌距床20 cm，移开床旁椅距床尾正中15 cm，按顺序将用物放于床旁椅上。 5.翻垫铺褥 （1）翻垫：从床头至床尾或从近侧至远侧翻转床垫。 （2）铺褥：将床褥上缘齐床头至床尾逐层展开。 5.铺大单 同备用床。 6.铺橡胶单和中单 （1）铺中间橡胶单和中单：使一条橡胶单及中单上缘均距床头45～50 cm，中线与床中线对齐，两单边缘下垂部分一起塞入床垫下。 （2）铺床头橡胶单和中单：根据手术部位将另一条橡胶单及中单对好中线，铺于床头，上端齐床头，下端压在床中部橡胶单及中单上，将边缘下垂部分塞于床垫下；转至对侧，依次铺对侧大单、橡胶单及中单。 7.套被套（卷筒式） （1）套被套：同备用床卷筒式套好被套，拉平棉胎及被套。

简要流程	操作要点
操作过程	(2)铺被筒:将病人一侧盖被边缘向内折叠和床缘齐,尾端向内折叠与床尾齐,同放于被褥上,将盖被折成被筒状。 (3)铺对侧:同法铺好对侧盖被成被筒状,再将此侧盖被两折于远离门一侧的床边,开口向门。 8.套枕套 于病人右侧床尾套好枕套,使四角充满,开口背门,横立于床头正中
操作结束	1.移回桌椅 将床旁桌放回原处,床旁椅移至盖被折叠侧。 2.置麻醉盘 麻醉护理盘放于床旁桌,其余用物放于合适位置。 3.用物处理 妥善处理或按医院规定处理。 4.洗手 洗手,脱口罩

五、注意事项

(1)操作前评估病房是否通风、清洁,有无病人进行治疗及进餐;评估床单位是否完好。

(2)遵循节力原则,合理放置用物,便于走动;避免多次走动,提高工作效率,节省体力。

(3)床单位要符合床铺的实用、耐用、舒适、安全的原则。

(4)掌握各种铺床法、棉被的折叠方法。

(5)枕头要平整、充实,开口端背门。

(6)铺麻醉床时备齐用物,以便病人能及时得到抢救和护理。

六、思考与练习

(1)铺备用床、暂空床以及麻醉床的目的。

(2)通过表格形式,列出暂空床、备用床、麻醉床的不同之处。

(3)移开床旁桌及床旁椅的位置及距离。

七、自我评价

(1)学习态度:认真□ 较认真□ 不认真□

(2)沟通效果:有效□ 较有效□ 效果差□

(3)熟练程度:熟练□ 较熟练□ 不熟练□

(4)学习效果:_____

(5)成功之处:_____

(6)不足之处:_____

(7)如何改进：＿＿＿＿＿＿＿＿＿＿＿＿＿＿＿＿＿＿＿＿

八、老师评价

达标□　部分达标□　不达标□

评语：＿＿＿＿＿＿＿＿＿＿＿＿＿＿＿＿＿＿＿＿

实训日期＿＿＿＿＿＿　实训时数＿＿＿＿＿＿　实训地点＿＿＿＿＿＿

考试日期＿＿＿＿＿＿　学生签名＿＿＿＿＿＿　教师签名＿＿＿＿＿＿

附：铺备用床考核评分标准

项目	项目总分	操作要求	评分等级及分值				实际得分	备注
			A	B	C	D		
仪表	5	工作衣、帽、鞋穿戴整齐，戴好口罩，洗手	5	4	3	2～0		
操作前准备	10	评估床单位和病室环境	5	4	3	2～0		
		根据季节准备用物	5	4	3	2～0		
操作过程	65	核对病床，向邻床病人解释	4	3	2	1～0		
		根据病床种类固定床脚，调整床的高度	4	3	2	0		
		移桌椅轻拿轻放，根据使用先后顺序安放用物	5	4	3	2～0		
		翻转床垫动作轻稳，根据季节铺床褥	4	3	2	1～0		
		铺大单：正面向上，中线正；先床头再床尾；用正确手法折四角（直角或斜角）；正确处理中部大单	17	14	11	8～2		
		套被套：正面向上，中线正，上缘齐床头，S形或卷筒式套被套；折成筒，四边均平齐床垫，内层整齐，头端不空虚	17	14	11	8～2		
		套枕套：四角充满，拍松，开口背门，放于床头，勿从床尾拖至床头	10	8	6	4～0		
		移回桌椅动作正确，做到消毒双手	4	3	2	1～0		
操作后	5	检查床单位整齐程度	5	4	3	2～0		
护患沟通	5	操作过程中能与邻床病人或家属良好沟通，取得合作	5	4	3	2～0		
操作熟练程度	5	动作轻巧、稳重、准确、节力，无多余动作和来回，操作时间＜5分钟	5	4	3	2～0		

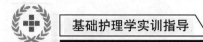

续表

项目	项目总分	操 作 要 求	评分等级及分值				实际得分	备注
			A	B	C	D		
操作质量	5	大单、被套、枕头平、整、紧、美,床单位整齐	5	4	3	2~0		
总计	100							

附:铺麻醉床考核评分标准

项目	项目总分	操 作 要 求	评分等级及分值				实际得分	备注
			A	B	C	D		
仪表	5	工作衣、帽、鞋穿戴整齐,戴好口罩,洗手	5	4	3	2~0		
操作前准备	10	评估病人的病情、手术部位、麻醉种类,评估床单位和病室环境	5	4	3	2~0		
		据病情和季节准备用物,用物根据使用先后顺序安放,据病情准备麻醉护理盘内外用物	5	4	3	2~0		
操作过程	60	撤污单:棉胎枕芯不接触污单,渣屑不掉于地(污面内卷),污单不扔于地	5	4	3	2~0		
		洗手步骤完整,方法正确	3	2	1	0		
		移桌椅稳拿轻放,可推护理车于床尾	6	4	2	0		
		翻床垫动作不突兀	3	2	1	0		
		正确方法铺近侧大单两角,铺两套中单于床中部和头端	10	8	6	4~0		
		用正确手法和顺序铺好对侧各单	10	8	6	4~0		
		铺盖被动作稳准,正确折叠四边后正确折叠于一侧,开口正确	10	8	6	4~0		
		套枕套正确,枕头摆放于床头并掌握其原因,开口正确	5	4	3	2~0		
		移回床旁桌轻稳,床旁椅放于便于搬运的一侧	5	4	3	2~0		
		正确放麻醉护理盘于床旁桌上	3	2	1	0		
操作后	5	检查是否整齐、安全	5	4	3	2~0		

续表

项目	项目总分	操 作 要 求	评分等级及分值				实际得分	备注
			A	B	C	D		
护患沟通	5	操作过程中能与邻床病人良好沟通,取得合作	5	4	3	2~0		
操作熟练程度	10	动作轻巧、稳重、准确、节力,无多余动作和来回,操作时间<6分钟	10	8	6	4~0		
操作质量	5	大单、被套、枕头平、整、紧、美;符合安全要求;便于病人回房时搬运	5	4	3	2~0		
总计	100							

卧床病人更换床单法

一、实训目的与要求

(1)保持病人的清洁,使病人感觉舒适,预防压疮等并发症。

(2)通过训练,使学生巩固铺备用床的练习成果,并学会与病人沟通,使病人感觉身心舒适,进一步体会与病人接触时的感受。

(3)掌握卧床病人更换床单的具体操作方法和注意事项。

(4)训练过程中态度认真,注重人文关怀。

二、用物准备

(1)治疗车上层:大单、被套、枕套、中单、床刷、床刷套、衣裤(必要时准备)手消毒液。

(2)治疗车下层:便器、便器巾(必要时准备)、污物袋。

三、操作沟通范例

8床,张某,男,48岁,工人。骨盆多发骨折切开复位内固定术,护士为其更换床单。

1.操作前解释

护士:"张师傅,您好!我是今天的值班护士。由于您的床单脏了,需要更换,现在我为您更换床单,能配合我吗?"

病人:"能。"

护士:"那好,我们现在开始了。"

2.操作中指导

护士:"张师傅,我先为您更换大单,我协助您向左边移一下,好吗?"

病人:"好的。"

护士:"右边铺好了,我协助您向右边移一下,好吗?"

病人:"好的。"

护士:"现在大单换好了,我要更换被套了,能配合我吗?"

病人:"能。"

护士:"我现在要更换枕套了,请把头抬一下,好吗?"

3.操作后嘱咐

张师傅,床单换成干净的了。舒服多了吧?您好好休息! 有什么需要请按您枕边的呼叫器,我也会随时来看您,谢谢您的配合。

四、训练过程

(1)观看录像视频,主讲教师示教操作流程。

(2)主讲教师交代实训要求与注意事项。全班同学分为两个大组,指导老师分组示教,示教结束,每个大组2人组成一个合作小组,学生分别扮演"护士"和"病人",交替练习卧床病人更换床单法。

(3)指导老师巡视,随时评价并纠正不规范的操作。

(4)集中讲评本次的训练情况。

五、操作流程

简要流程	操 作 要 点
自身准备	1.素质要求　衣帽整洁,语言柔和,举止端庄。 2.核对(两人)　双人核对执行单及医嘱,签名
评估	1.病情　意识状况、心理状态、对更换床单的认知程度、合作程度。 2.治疗情况　手术、术后管道管理及切口情况。 3.局部　病损部位,肢体活动能力
操作前准备	1.环境　环境清洁。 2.护士　洗手,戴口罩。 3.用物　按需备齐
操作过程	1.核对解释　核对病人,准确无误,解释更换单的目的、作用、操作方法及操作中引起的不适。 2.环境准备　调节好室温,酌情关闭门窗,无病人治疗、护理或进餐。 3.病人准备　酌情遮挡病人,床档保护,按需给便器,病情许可时可放平床头、床尾支架。 4.移动桌椅　移开床旁桌距床20 cm,移开床旁椅至床尾一侧,按顺序将用物放于护理车上,拉起对侧床档。 5.卧位更换及换铺各单 (1)移床旁桌椅:移开床旁桌离床约20 cm,移椅于床旁桌边,护理车置于床尾。 (2)翻身松单:松开床尾盖被,把枕头移向对侧,病人移向对侧,背向护士,观察病人背部皮肤情况,从床头至床尾松开近侧各层床单。

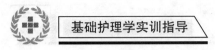

续表

简要流程	操 作 要 点
操作过程	(3)卷单,扫单:卷污中单于病人身下,扫净橡胶单上的渣屑,然后将橡胶单搭于病人身上;扫净大单,将污染面向内翻转塞入病人身下,扫净床褥。 (4)铺清洁单:展开近侧清洁大单,将对侧一半清洁大单塞入病人身下,按铺床法铺好近侧清洁大单;放下橡胶单,铺清洁中单于橡胶单上,卷对侧清洁中单于病人身下,将近侧橡胶单、清洁中单一起塞入床垫下铺好。 (5)翻身侧卧:请病人平卧,护士转向对侧,移枕于病人头下,协助病人背向护士,侧卧于已铺好床单的一侧。 (6)换铺对侧单:护士转至对侧,松开各层床单,取出污中单放在床尾,扫净橡胶单,搭于病人身上,取下污中单及大单放于护理车下层,从床头至床尾扫净床褥,取下床刷套放于护理车下层,床刷放于护理车上层,同法铺好各层床单;移枕至床头正中,协助病人平卧。 6.更换被套 (1)松开被筒,解开被套系带,将一手从床尾伸入床头取出棉胎盖在病人身上。 (2)取清洁被套:取清洁被套(反面向外)平铺于棉胎上,尽量减少暴露病人。 (3)换清洁被套:护士一手伸入清洁被套内,抓住清洁被套和棉胎上端一角,翻转清洁棉胎,同法翻转另一角(可以让病人协助)。 (4)整理盖被:护士从被套头端,向下拉平棉胎和清洁被套,棉胎平整,同时撤污被套,放污物袋内,系好被套系带。 (5)折叠被筒:将棉胎折成筒状,被筒对称,两边与床缘齐,被尾整齐,中线正,内外无皱褶,为病人盖好。 7.更换枕套 一手托起病人颈部,另一手取出枕头,更换干净枕套后拍松,开口背门放于病人头下
操作结束	1.移回桌椅 将床旁桌放回原处。 2.整理 协助病人取舒适卧位,整理床单位,有针对性地做健康指导。 3.洗手 洗手,脱口罩

六、注意事项

(1)动作敏捷轻稳,不过多翻动和暴露病人,以免疲劳及受凉。

(2)注意观察病情及病人的皮肤有无异常改变,带引流管的病人要防止引流管扭曲、受压或脱落。

(3)换单中应运用人体力学原理,以节省体力和时间,提高工作效率。

(4)病人的衣服、床单、被套每周更换1~2次,污染后要及时更换。为防止交叉感染,采用一床一巾湿扫法,用后消毒。禁止在病房、走廊堆放更换下来的衣物。

七、思考与练习

(1)为卧床病人更换床单和被套时,有哪些保暖措施?防止坠床的措施有哪些?

(2)若即将要更换床单的病人有留置导尿管并且正在输液,该如何处理这些管道?

八、自我评价

(1)学习态度:认真□　较认真□　不认真□

(2)沟通效果:有效□　较有效□　效果差□

(3)熟练程度:熟练□　较熟练□　不熟练□

(4)学习效果:＿＿＿＿＿＿＿＿＿＿＿＿＿＿＿＿＿＿＿＿＿＿

(5)成功之处:＿＿＿＿＿＿＿＿＿＿＿＿＿＿＿＿＿＿＿＿＿＿

(6)不足之处:＿＿＿＿＿＿＿＿＿＿＿＿＿＿＿＿＿＿＿＿＿＿

(7)如何改进:＿＿＿＿＿＿＿＿＿＿＿＿＿＿＿＿＿＿＿＿＿＿

九、老师评价

达标□　部分达标□　不达标□

评语:＿＿＿＿＿＿＿＿＿＿＿＿＿＿＿＿＿＿＿＿＿＿＿＿＿＿＿

实训日期＿＿＿＿＿＿＿　实训时数＿＿＿＿＿＿＿　实训地点＿＿＿＿＿＿＿

考试日期＿＿＿＿＿＿＿　学生签名＿＿＿＿＿＿＿　教师签名＿＿＿＿＿＿＿

附:卧床病人更换床单法考核评分标准

项目	项目总分	操作要求	评分等级及分值				实际得分	备注
			A	B	C	D		
仪表	5	工作衣、帽穿戴整齐,洗手	5	4	3	2～0		
操作前准备	10	评估病人病情与躯体活动能力、病损部位与合作程度,环境是否会影响病人治疗或进食	5	4	3	2～0		
		按使用先后顺序摆放用物,扫床巾须微湿,清洁衣裤和便器按需要准备	5	4	3	2～0		

续表

项目	项目总分	操 作 要 求	评分等级及分值				实际得分	备注
			A	B	C	D		
操作过程	60	核对并解释,按季节关门窗,移桌椅稳拿轻放	5	4	3	2~0		
		安全助病人侧卧,移枕至对侧	3	2	1	0		
		撤、扫、铺近侧各单顺序正确,扫床垫须从床头至床尾	10	8	6	4~0		
		撤、扫、铺对侧各单顺序正确,污面向内卷,不抖污大单	10	8	6	4~0		
		更换被套节力,注意病人的保暖,清洁面不污染	12	10	8	6~0		
		更换枕套后须拍松	5	4	3	2~0		
		支起床头、床尾支架须根据病情	5	4	3	2~0		
		移桌椅不拖、不重放	5	4	3	2~0		
		污单不扔地上	5	4	3	2~0		
操作后	5	妥善安置病人体位,整理床单位,必要时开窗通风	5	4	3	2~0		
护患沟通	10	操作过程中能与病人良好沟通,护患密切配合	10	8	6	4~0		
操作熟练程度	5	动作有条不紊,无多余动作,操作时间≤10分钟	5	4	3	2~0		
操作质量	5	病人感觉舒适,未受凉,无过多的灰尘飞扬	5	4	3	2~0		
总计	100							

实训三 运送病人法

（操作一）轮椅运送法

一、实训目的与要求

(1)护送不能行走的病人入院、出院、检查、治疗或室外活动。
(2)帮助病人活动,促进血液循环及体力恢复。
(3)熟悉搬运的注意事项。
(4)注意搬运时病人安全,将运送病人方法灵活运用到临床护理工作中。

二、用物准备

轮椅、必要时备保暖用品、软枕、别针、塑料袋、保护性措施用品等。

三、操作沟通范例

9床,张某,女,10岁,未婚,学生。主诉:胸部不适1周入院,查体:体温38.6 ℃,脉搏106次/分,呼吸24次/分,血压118/80 mmHg。诊断:感染性肺炎。医嘱:轮椅运送病人做肺部X线检查。

1.操作前解释

张妹妹,你好!我是你的管床护士小刘。医生考虑到你肺部有炎症,需要检查清楚病因。由于你不能行走,现在我们用轮椅送你去做X线检查,不用紧张,使用轮椅会很安全,我会陪同你一起去。

2.操作中指导

张妹妹,我们现在去做X线检查,我来扶你坐上轮椅,你慢一点,按我刚才告诉你的方法配合我就可以了。你坐好了吗?我来帮你盖好毯子,你有什么不适请告诉我,我会一直在你身边陪同你。

3.操作后嘱咐

张妹妹,我来帮你把外衣穿上,X线检查做完了,你感觉怎么样?没什么不舒服吧?

如没有不适,以后就可以进普通软食。你配合得很好,我们现在已经回病房了,你好好休息。呼叫器就在你的枕旁,你有什么事随时呼叫我,谢谢你的合作。

四、训练过程

(1)观看录像视频,主讲教师示教操作流程。

(2)主讲教师交代实训要求与注意事项。全班同学分为两个大组,指导老师分组示教,示教结束,每个大组3～4人组成一个合作小组,学生互做角色扮演,练习轮椅运送法。

(3)指导老师巡视,随时评价并纠正不规范的操作。

(4)集中讲评本次的训练情况。

五、操作流程

简要流程	操作要点
自身准备	1.素质要求　衣帽整洁,语言柔和,举止端庄。 2.核对(两人)　双人核对执行单及医嘱,签名
评估	1.病情　意识状况、心理状态、对轮椅运送法的认知程度、合作程度。 2.治疗情况　用药史、药物反应。 3.局部　局部肢体活动能力
操作前准备	1.环境　无障碍,通道宽敞,地面干燥、平坦。 2.护士　洗手,戴口罩。 3.用物　轮椅性能良好,冬天时备毛毯
操作过程	1.核对解释　推轮椅至床旁,核对病人姓名、床号,解释搬运的过程、方法及配合事项。 2.环境准备　地面干燥、平坦,无障碍物、通道宽敞,温度适宜。 3.病人准备　了解轮椅运送的意义;根据室外温度穿外衣及鞋、袜,戴帽子。 4.运送病人 (1)安置导管:妥善安置病人身上的各种导管。 (2)安置桌椅:使椅背与床尾平齐,面向床头,翻起脚踏板,将闸制动。 (3)天冷需用毛毯时,将毛毯单层的两边平均地直铺在轮椅上,使毛毯上端高过病人颈部15 cm。 (4)扶助起床:扶病人坐起,嘱病人以手掌撑在床面维持坐姿,协助穿衣及鞋袜下地,撤盖被至床尾。

续表

简要流程	操 作 要 点
操作过程	(5)协助上轮椅: ①能自行下床病人:护士站在轮椅背后,用两手臂压住椅背,一只脚踏住椅背下面的横档,以固定轮椅;嘱病人扶着轮椅的扶手,身体置于椅座中部,抬头向后靠坐稳。 ②不能自行下床的病人:扶病人坐起,并移至床边;请病人双手置于搬运者肩上;搬运者双手环抱病人腰部,协助病人下床;嘱病人用其近轮椅侧之手,扶住轮椅外侧的把手,转身坐入轮椅中;或由搬运者环抱病人,协助病人坐入轮椅中。 (6)毛毯保暖:将毛毯上端边向外翻折 10 cm,围在病人颈部;用别针固定,并用毛毯围裹双臂做成两个袖筒,用别针固定在腕部;用毛毯围好上身,用毛毯将双下肢和双脚包裹。 (7)整理病床:整理床单位,铺暂空床。 (8)观察、运送:观察病人,确定无不适后,松闸,推病人至目的地。 (9)协助下轮椅: ①固定轮椅:将轮椅推至床尾,将闸制动,翻起脚踏板。 ②协助上床:护士站立于病人前,两腿前后分开,屈膝屈髋,两手置于病人腰部,病人双手放于护士肩上,协助病人站立,慢慢坐回床缘;协助脱去鞋子、外衣,协助病人移至床正中
操作结束	1.整理 协助病人取舒适卧位,整理床单位。 2.用物处理 归还轮椅。 3.洗手 洗手,脱口罩,记录病人运送过程中的反应

六、注意事项

(1)病人上下轮椅时,椅背应与床尾平齐,固定好车闸。

(2)协助病人尽量靠后坐,运送中车速要慢,保证病人安全。运送过程中保证病人舒适。

(3)根据室外温度适当增加衣物,以免病人着凉。

(4)运送过程中观察病人的病情变化,有无疲劳、头晕等不适。

七、思考与练习

(1)轮椅法运送瘫痪病人时应注意什么?

(2)家庭使用轮椅时应注意什么?

八、自我评价

(1)学习态度:认真□ 较认真□ 不认真□

(2)沟通效果:有效□ 较有效□ 效果差□

(3)熟练程度:熟练□ 较熟练□ 不熟练□

(4)学习效果:_____

(5)成功之处:_____

(6)不足之处:_____

(7)如何改进:_____

九、老师评价

达标□ 部分达标□ 不达标□

评语:_____

实训日期_____ 实训时数_____ 实训地点_____

考试日期_____ 学生签名_____ 教师签名_____

附:轮椅运送法考核评分标准

项目		项目总分	操作要求	评分等级及分值				实际得分	备注
				A	B	C	D		
操作前准备		5	护士准备:衣帽整洁、洗手、戴口罩	5	4	3	2~0		
		5	用物准备:备齐用物,放置合理,检查轮椅	5	4	3	2~0		
评估内容		5	核对解释,取得病人的合作	5	4	3	2~0		
		5	评估病人:病情、意识状态、体重、躯体活动能力、合作程度。环境情况:天气情况,室外温度	5	4	3	2~0		
操作过程	上轮椅	15	再次核对,准确解释目的、方法	15	12	9	6~0		
		15	上轮椅方法正确、安全	15	12	9	6~0		
	推轮椅	15	安全运送病人到目的地,保证病人安全	15	12	9	6~0		
	下轮椅	15	下轮椅方法正确、安全	15	12	9	6~0		

续表

项目	项目总分	操 作 要 求	评分等级及分值				实际得分	备注
			A	B	C	D		
操作后	5	协助病人取舒适的卧位,整理床单位,询问病人需求	5	4	3	2～0		
	3	关心病人,注意保暖	3	2	1	0		
	5	操作顺序正确,熟练,轻巧	5	4	3	2～0		
	2	护患沟通良好	2	1.5	1	0		
全程质量	5	病人感觉舒适,未受凉	5	4	3	2～0		
总计	100							

(操作二)平车运送法

一、实训目的与要求

(1)护送不能起床的病人入院,做特殊检查、治疗或手术。
(2)能准确说出平车的性能,学会平车运送的技巧。
(3)牢记搬运的注意事项。
(4)注意搬动时病人的安全。

二、操作沟通范例

5床,李某,女,36岁,已婚,农民。主诉:头昏、乏力、面色苍白8个月,胃部不适2个月入院,查体:体温37.2 ℃,脉搏98次/分,呼吸22次/分,血压118/80 mmHg,血红蛋白30 g/L。诊断:缺铁性贫血。医嘱:平车运送病人做胃镜检查。

1.操作前解释

李×,您好!我是您的管床护士小张。我昨天已嘱咐您晚上12点到次日早上8点不要进食,目的是做胃镜检查。医生考虑到您有贫血,又有胃部不适,需要检查清楚贫血的原因。现在我们用平车送您去做胃镜,不用紧张,很安全的。您不会感觉乏力,我会陪同您一起去。

2.操作中指导

李×,我们现在去做胃镜,我来扶您躺上平车,您慢一点,按我刚才告诉您的方法配

17

合我就可以了。您躺好了吗？我来帮您盖好被子,您有什么不适请告诉我,我会一直在您身边陪同您。

3.操作后嘱咐

李×,胃镜做完了,您感觉怎么样？咽部有点麻木感,不舒服吧？没有关系,这是因为麻醉药的作用,1～2小时后症状就消失了,2小时后您可以进流质食物,如没有不适,以后就可以进普通软食。您配合得很好,我们现在已经回病房了,您好好休息。呼叫器就在您的枕旁,您有什么事随时呼叫我,谢谢您的合作。

三、用物准备

平车(上置橡胶单和布单包好的垫子和枕头)、带套的毛毯和棉被。如为骨折病人,应有木板垫于车上;如系颈椎、腰椎骨折或病情较重的病人,应备有帆布中单或布中单。

四、训练过程

(1)观看录像视频,主讲教师示教操作流程。

(2)主讲教师交代实训要求与注意事项。全班同学分为两个大组,指导老师分组示教,示教结束后,每个大组3～4人组成一个合作小组,学生互做角色扮演,练习平车运送法。

(3)指导老师巡视,随时评价并纠正不规范的操作。

(4)集中讲评本次的训练情况。

五、操作流程

简要流程	操 作 要 点
自身准备	1.素质要求　衣帽整洁,语言柔和,举止端庄。 2.核对(两人)　双人核对执行单及医嘱,签名
评估	1.病情　意识状况、心理状态、对平车运送法的认知程度、合作程度。 2.治疗情况　用药史、药物反应。 3.局部　局部肢体活动能力
操作前准备	1.环境　无障碍,通道宽敞,地面干燥、平坦。 2.护士　洗手,戴口罩。 3.用物　平车性能良好,冬天时备毛毯
操作过程	1.核对解释　推平车至床旁,核对病人姓名、床号,解释搬运的过程、方法及配合事项。 2.环境准备　地面干燥、平坦,无障碍物,通道宽敞,温度适宜。

续表

简要流程	操 作 要 点
操作过程	3.病人准备　了解平车运送的意义;根据室外温度穿外衣及鞋、袜,戴帽子。 4.安置导管　安置病人身上的各种导管。 5.搬运病人 (1)挪动法: ①移动病人:移开床旁桌、椅,松开盖被,协助病人移至床边。 ②安置平车:将平车推至紧靠床边。大轮靠床头,将闸制动,调整平车或病床,使其高度一致。 ③协助病人上车:协助病人将上半身、臀部、下肢依次向平车挪动,此时病人头部卧于大轮端。 (2)一人搬运法: ①安置平车:移床旁椅至对侧床尾,将平车推至病人床尾,使平车头端与床尾成钝角,将闸制动。 ②松背穿衣:松开盖被,协助病人穿好衣服。 ③搬移病人:护士两脚前后分开,一臂自病人腋下伸入对侧肩部,一臂在同侧伸入病人股下,面部偏向一侧;病人双臂交叉与护士颈后,护士抱起病人,移步转身放于平车中央。 (3)两人搬运法: ①～②同一人搬运法。 ③移动病人:操作者甲、乙二人站在床边,将病人上肢交叉于自己胸前。 ④托扶病人:将病人移至床边,护士甲一手抬起病人头、颈、肩部,另一手抬起腰部;护士乙一手抬起病人臀部,另一手抬起病人腘窝处。 ⑤搬移病人:两人同时抬起,使病人身体稍向护士倾斜,并移步将病人平放于平车上。 (4)三人搬运法: ①～②同一人搬运法。 ③移动病人:护士甲、乙、丙三人站在床边,协助病人移至床边。 ④搬移病人:甲拖住病人的头、颈、肩及胸部;乙托住病人的背、腰、臀部;丙托住病人的膝及脚部。三人同时抬起,使病人身体稍向护士倾斜,同时移步将病人放于平车上。 (5)四人搬运法: ①～③同挪动法。 ④安置病人:在病人腰上、臀下铺帆布兜或中单,将病人双手交叉放于胸腹前。 ⑤护士站位:搬运者甲、乙分别站于病床首、尾端,分别抬起病人的头、颈、肩及双腿;搬运者丙、丁分别站于病床及平车两侧,紧紧抓住帆布中单四角。 ⑥搬移病人:四人同时抬起,将病人轻放于平车中央。 6.安置病人　安置病人于舒适位置,天冷时用盖被包裹,先盖脚部,再盖两侧,头部两侧盖被边角向内折叠,露出头部。 7.整理病床　整理床单位,铺暂空床。

简要流程	操作要点
操作过程	8.运送病人 运送病人到目的地。 9.搬运上床 平车推至床边,拉闸制动,协助病人以下肢、臀部、上肢顺序向病床挪动,或抬起放至床中央
操作结束	1.整理 协助病人取舒适卧位,整理床单位。 2.用物处理 归还平车。 3.洗手 洗手,脱口罩,记录病人运送过程中的反应

六、注意事项

(1)搬运前要仔细检查平车,以确保病人安全。

(2)搬运时要注意节力,身体尽量靠近病人,同时两腿分开,以扩大支撑面。搬运动作要轻、稳,多人搬运时应协调一致,以保证病人安全、舒适。

(3)运送过程中应注意:

①病人头部应卧于大轮端,以减轻由于转动过多或颠簸所引起的不适。

②护士站在病人头侧,以利于观察病情。

③平车上、下坡时,病人的头部应在高处,以防引起病人不适。

④有引流管及输液管时,要固定妥当并保持通畅。

⑤运送骨折病人,平车上要垫木板,并将骨折部位固定好。

⑥运送过程中要保持车速平稳。

⑦进出门时,应先将门打开,不可用车撞门,以免震动病人、损坏建筑物。

⑧冬季要注意保暖,以免受凉。

七、思考与练习

(1)用平车运送时如何保证病人的安全?

(2)如何正确用平车运送病人?

八、自我评价

(1)学习态度:认真□ 较认真□ 不认真□

(2)沟通效果:有效□ 较有效□ 效果差□

(3)熟练程度:熟练□ 较熟练□ 不熟练□

(4)学习效果:＿＿＿＿＿＿＿＿＿＿＿＿＿＿＿＿＿

(5)成功之处:＿＿＿＿＿＿＿＿＿＿＿＿＿＿＿＿＿

(6)不足之处:＿＿＿＿＿＿＿＿＿＿＿＿＿＿＿＿＿

(7)如何改进：_____

九、老师评价

达标□　部分达标□　不达标□

评语：_____

实训日期_____　实训时数_____　实训地点_____

考试日期_____　学生签名_____　教师签名_____

附:平车运送法考核评分标准

项目		项目总分	操作要求	评分等级及分值				实际得分	备注
				A	B	C	D		
仪表		4	工作衣、帽、鞋穿戴整齐	4	3	2	1～0		
准备		9	备齐用物	2	1.5	1	0		
			检查平车	2	1.5	1	0		
			评估病人,做好解释	5	4	3	2～0		
搬运过程	挪动法	8	平车摆放正确	3	2	1	0		
			挪动顺序正确(上、下)	5	4	3	2～0		
	一人法	8	平车摆放正确	3	2	1	0		
			搬运姿势、部位正确	5	3	1	0		
	二人法	14	平车摆放正确	4	2	1	0		
			搬运姿势正确	4	2	1	0		
			二人手部位放置正确,协调	6	4	2	0		
	三人法	14	平车摆放正确	4	2	1	0		
			搬运姿势正确	4	2	1	0		
			三人手放置部位正确,协调	6	4	2	0		
	四人法	14	平车摆放正确	4	2	1	0		
			四人站立位置正确	4	2	1	0		
			四人手摆放正确	6	3	1	0		
	操作后	8	整理病人床单位	2	1.5	1	0		
			关心病人、注意保暖	2	1.5	1	0		
			铺暂空床	2	1.5	1	0		
			平车、轮椅放在指定的位置	2	1.5	1	0		

续表

项目	项目总分	操作要求	评分等级及分值				实际得分	备注
			A	B	C	D		
运送过程	6	推平车方法正确(进出病房,上下坡)	6	5	4	3~0		
	4	病人安全	4	3	2	1		
	4	注意观察病情(口述)	4	3	2	1		
熟练程度	7	操作顺序正确、安全	5	4	3	2~0		
		操作过程轻、稳、有条不紊	2	1.5	1	0		
总计	100							
质量控制		操作者如三项以上测量结果得分均为D,做不及格处理						

实训四 轴线翻身法

一、实训目的与要求

(1)协助颅骨牵引、脊椎损伤、脊椎手术、髋关节术后的病人在床上翻身。

(2)预防压疮,增加病人舒适感。

(3)熟练掌握协助病人翻身的方法,能灵活运用到护理实践操作中。

(4)操作过程中学会与病人沟通,使病人感觉舒适。

二、用物准备

中单、枕头、颅骨牵引者备薄枕。

三、操作沟通范例

12床,张某,36岁,因车祸入院,查体:体温37 ℃,脉搏90次/分,呼吸22次/分,血压154/98 mmHg,颈部活动受限。CT检查,诊断:颈椎断裂,行头颈部牵引,为了预防压疮的发生,拟为病人翻身。

1.操作前解释

张×,您好! 我是今天的值班护士,根据您的病情需要,我要为您翻身,您是不是担心翻身会影响头颈部牵引? 请放心,我会特别注意的,您只要按我的要求配合我就行,您愿意配合我为您翻身吗? 好,请您稍等,我去准备用物。

2.操作中指导

张×,我先移去枕头,松开被尾,您只要身体放松,四肢平放,在我们移动您的身体时请不要乱动,好吗?

3.操作后嘱咐

张×,现在体位已经取好了,请不要随意翻动,或拉动牵引,我们为您翻身是为了预防压疮,增加舒适感,只要您积极配合治疗,注意休息,很快就会康复的! 您放心。有什么需要或不适请按呼叫器,我也会随时来看您,您好好休息。

四、训练过程

(1)观看录像视频,主讲教师示教操作流程。

（2）主讲教师交代实训要求与注意事项。全班同学分为两个大组,指导老师分组示教,示教结束,每个大组3～4人组成一个合作小组,学生互做角色扮演,练习轴线翻身法。

（3）指导老师巡视,随时评价并纠正不规范的操作。

（4）集中讲评本次的训练情况。

五、操作流程

简要流程	操作要点
自身准备	1.素质要求　衣帽整洁,语言柔和,举止端庄。 2.核对（两人）　双人核对执行单及医嘱,签名
评估	1.病情　意识状况、心理状态、躯体活动能力、对轴线翻身的认知合作程度。 2.治疗情况　损伤部位、手术部位、骨折和固定情况、管道情况。 3.局部　颈围领固定情况
操作前准备	1.环境　整洁、宽敞、光线适宜。 2.护士　洗手,戴口罩。 3.用物　软枕2个
操作过程	1.核对解释　核对病人床号、姓名,向病人介绍轴线翻身的过程、方法及注意事项。 2.环境准备　环境整洁、宽敞、光线适宜。 3.病人准备 知情:了解轴线翻身的意义。 4.翻身 (1)移床:松开床闸,将床拉出约1米,取下床头档。 (2)折盖被:松开盖被,三折于床对侧,若室温低,可将盖被盖于病人身上。 (3)移位:护士甲一手固定病人头部,另一手移去枕头,双手沿纵轴向上略加牵引,使头、颈随躯干在一条纵轴上;护士乙、丙站在病人同侧,乙将双手分别置于肩部、腰部,丙将双手分别置于腰部、臀部,使头、颈、肩、腰、髋保持在同一水平线上;三人同时用力将病人抬起移向近侧。 (4)三人协同将病人翻转至侧卧位,将两个枕头分别放于病人背部和两膝之间,肢体处于功能位,在肩颈下垫薄枕。 (5)观察:观察病人枕后、肩胛、骶尾、足跟等受压部位皮肤情况,盖盖被。 (6)病床归位:安装床头档,将床推回原位,关闭床闸,移回床旁桌椅
操作结束	1.整理　整理床单位、引流管。 2.洗手　洗手,脱口罩,记录轴线翻身的时间、皮肤情况、病人反应

六、注意事项

(1)翻转病人时,应注意保持脊椎平直,以维持脊柱的正确生理弯度,避免由于躯干扭曲,加重脊柱骨折、脊柱损伤和关节脱位。翻身角度不可超过60°,避免由于脊柱负重增大而引起关节突骨折。

(2)病人有颈椎损伤时,勿扭曲或旋转病人的头部,以免加重神经损伤,引起呼吸肌麻痹而死亡。

(3)翻身时注意为病人保暖并防止坠床。

(4)准确记录翻身时间。

(5)无论平卧或者侧卧,都要使头向后伸,并使颈椎与躯干成一直线,不向左右偏斜或扭转。

七、思考与练习

(1)轴线翻身法的注意事项。

(2)为病人更换卧位时如何节力?

八、自我评价

(1)学习态度:认真□　较认真□　不认真□

(2)沟通效果:有效□　较有效□　效果差□

(3)熟练程度:熟练□　较熟练□　不熟练□

(4)学习效果:＿＿＿＿＿＿＿＿＿＿＿＿＿＿＿＿＿＿＿

(5)成功之处:＿＿＿＿＿＿＿＿＿＿＿＿＿＿＿＿＿＿＿

(6)不足之处:＿＿＿＿＿＿＿＿＿＿＿＿＿＿＿＿＿＿＿

(7)如何改进:＿＿＿＿＿＿＿＿＿＿＿＿＿＿＿＿＿＿＿

九、老师评价

达标□　部分达标□　不达标□

评语:＿＿＿＿＿＿＿＿＿＿＿＿＿＿＿＿＿＿＿＿＿＿＿

实训日期＿＿＿＿＿＿　实训时数＿＿＿＿＿＿　实训地点＿＿＿＿＿＿

考试日期＿＿＿＿＿＿　学生签名＿＿＿＿＿＿　教师签名＿＿＿＿＿＿

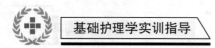

附:轴线翻身法考核评分标准

项目	项目总分	操作要求	评分等级及分值				实际得分	备注
			A	B	C	D		
操作前准备	5	护士准备:衣帽整洁、洗手、戴口罩	5	4	3	2~0		
	5	用物准备:根据要求准备枕头 病人准备:向病人解释翻身的目的	5	4	3	2~0		
评估内容	5	了解病人病情、意识状态及配合能力	5	4	3	2~0		
	5	观察病人损伤部位、伤口情况和管道情况	5	4	3	2~0		
操作过程	10	核对医嘱与病人,做好准备	10	8	6	4~0		
	10	帮助病人移去枕头,松开被尾,双手交叉放于腹部	10	8	6	4~0		
	15	操作者站于病人同侧,将病人平移至操作者同侧床旁	15	12	9	6~0		
	15	病人有颈椎损伤时,第一操作者固定病人头部,沿纵轴向上略加牵引,使头、颈随躯干一起缓慢移动;第二操作者将双手分别置于肩部、腰部,第三操作者将双手分别置于腰部、臀部,使头、颈、肩、腰、髋保持在同一水平线上,翻转至侧卧位。病人无颈椎损伤时,可由两位操作者完成轴线翻身	15	12	9	6~0		
	10	将一软枕放于病人背部支持身体,另一软枕放于两膝之间,并使双膝呈自然弯曲状	10	8	6	4~0		
	5	整理好病人床单位,注意保暖	5	4	3	2~0		
指导病人	5	告知病人翻身的目的和方法,病人配合良好,沟通有效	5	4	3	2~0		
熟练程度	5	动作节力,有条不紊,无过多翻身暴露,操作熟练	5	4	3	2~0		
全程质量	5	病人感觉舒适,未受凉,注意保护病人,护患沟通有效	5	4	3	2~0		
总计	100							

实训五 病人约束法

一、实训目的与要求

（1）对自伤、可能伤及他人以及烦躁不安的病人限制其身体或者肢体活动,确保病人安全,保证治疗、护理顺利进行。

（2）防止患儿过度活动,以利于诊疗操作顺利进行或者防止损伤肢体。

（3）熟练掌握常用的保护具。

（4）通过训练使用保护具,树立随时保护病人的安全与治疗效果的观念,并能合理地运用到护理实践当中。

二、用物准备

（1）床上用物一套(同备用床)。

（2）全身约束法:凡是能包裹患儿全身的物品皆可,如毛毯、大单等。

（3）肢体、肩部约束法:保护带或纱布棉垫与绷带。

三、操作沟通范例

16 床,韩某,女,3 岁,患儿亲属诉:4 天前出现发热,伴轻微头晕,干咳、无痰,1 天前感咽部不适,发热加重。检查:体温 39.7 ℃,心率 130 次/分,呼吸 25 次/分,急性病容,意识丧失,有惊厥现象。

1.操作前解释

您好,您是韩×的妈妈吗? 我是今天的值班护士,现在韩×的体温是 39.7 ℃,而且意识丧失,为了保证她的安全,我要使用一些约束工具,请您理解、配合,好吗?

2.操作中指导

韩×妈妈,现在我要用大单将韩×进行全身约束,然后再加上床档,请您理解。

3.操作后嘱咐

韩×妈妈,现在我已经操作好了,我将随时观察约束局部皮肤有无损伤,皮肤颜色、温度,约束肢体末梢循环状况,并定时松解,也请您在约束期间保证孩子的肢体处于功能位,并保持适当的活动度,好吗? 您放心。有事情请按呼叫器,我也会随时来巡视病房。

四、训练过程

(1)观看录像视频,主讲教师示教操作流程。

(2)主讲教师交代实训要求与注意事项。全班同学分为两个大组,指导老师分组示教,示教结束,每个大组 3~4 人组成一个合作小组,学生互做角色扮演,练习每种约束方法。

(3)指导老师巡视,随时评价并纠正不规范的操作,并请被约束同学评价约束质量。

(4)集中讲评本次的训练情况。

五、操作流程

简要流程	操作要点
自身准备	1.素质要求　衣帽整洁,语言柔和,举止端庄。 2.核对(两人)　双人核对执行单及医嘱,签名
评估	1.病情　生命体征、肢体活动能力、合作程度。 2.治疗情况　损伤部位、手术部位、骨折和固定情况、管道情况。 3.局部　约束部位皮肤和循环情况
操作前准备	1.环境　整洁、宽敞、光线适宜。 2.护士　洗手,戴口罩。 3.用物　根据病人需要准备床档、约束带
操作过程	1.核对解释　核对病人床号、姓名,向病人和家属介绍保护具使用的重要性、安全性及配合事项。 2.环境准备　环境整洁、宽敞、光线适宜。 3.病人准备 (1)知情同意:病人及家属了解保护具使用的意义。 (2)体位:协助病人取舒适体位。 (3)肢体:处于功能位,无血液循环障碍。 4.约束病人　根据评估结果选择约束方法。 (1)绷带:固定手腕及踝部,先用棉垫包裹手腕及踝部,再用宽绷带打成双套结,套在棉垫外稍拉紧,以使肢体不脱出,然后将绷带系于床缘上。 (2)肩部约束带:固定肩部,限制病人坐起。让病人两侧肩部套进袖筒,腋下垫棉垫,将两袖筒上的细带在胸前打结固定,两条长带系于床头。 (3)膝部约束带:固定膝部,限制病人下肢活动。用时两膝及膝下均衬棉垫,将约束带横放于两膝上,宽带下的两头带各固定一侧膝关节,然后将宽带两端系于床缘
操作结束	1.整理　整理床单位。 2.洗手　洗手,脱口罩,记录使用约束带的原因、目的、时间

六、注意事项

(1)严格掌握使用约束带的适应证,维护病人的自尊。

(2)实施约束后,使病人肢体处于功能位,约束带松紧适宜,以能伸进1~2根手指为原则。

(3)密切观察(30分钟巡视一次)约束部位的皮肤情况。

(4)约束带使用时间不宜过长,需较长时间约束者,每2小时松解约束带一次并活动肢体,并协助病人翻身。

(5)准确记录并交接班,包括约束的原因、时间,约束带的数目,约束的部位,约束部位的皮肤状况,解除约束的时间等。

七、思考与练习

(1)为烦躁病人约束时应选择哪种约束方法? 使用时应注意什么?

(2)小儿病人适合选用哪种约束方法?

(3)你觉得约束病人有必要吗?

八、自我评价

(1)学习态度:认真□ 较认真□ 不认真□

(2)沟通效果:有效□ 较有效□ 效果差□

(3)熟练程度:熟练□ 较熟练□ 不熟练□

(4)学习效果:＿＿＿＿＿＿＿＿＿＿＿＿＿＿＿＿＿＿＿＿＿

(5)成功之处:＿＿＿＿＿＿＿＿＿＿＿＿＿＿＿＿＿＿＿＿＿

(6)不足之处:＿＿＿＿＿＿＿＿＿＿＿＿＿＿＿＿＿＿＿＿＿

(7)如何改进:＿＿＿＿＿＿＿＿＿＿＿＿＿＿＿＿＿＿＿＿＿

九、老师评价

达标□ 部分达标□ 不达标□

评语:＿＿＿＿＿＿＿＿＿＿＿＿＿＿＿＿＿＿＿＿＿＿＿＿＿＿

实训日期＿＿＿＿＿＿ 实训时数＿＿＿＿＿＿ 实训地点＿＿＿＿＿＿

考试日期＿＿＿＿＿＿ 学生签名＿＿＿＿＿＿ 教师签名＿＿＿＿＿＿

附:病人约束法考核评分标准

项目	项目总分	操 作 要 求	评分等级及分值				实际得分	备注
			A	B	C	D		
操作前准备	5	护士准备:衣帽整洁,洗手,戴口罩	5	4	3	2~0		
	5	用物准备:根据病人病情选择合适的约束用物	5	4	3	2~0		
评估内容	5	了解病人身体状况,向病人及家属解释,取得合作	5	4	3	2~0		
	5	评估病人病情、意识状态、肢体活动度、约束部位皮肤色泽、温度及完整性等	5	4	3	2~0		
操作过程	5	核对医嘱,做好准备,携用物至病人床旁,核对病人	5	4	3	2~0		
	15	肢体约束法:使用方法规范、正确,松紧适宜	15	8	6	4~0		
	15	全身约束法:使用方法规范、正确	15	8	6	4~0		
	15	肩部约束法:使用方法规范、正确	15	8	6	4~0		
	5	记录约束带使用时间及观察情况,洗手	5	4	3	2~0		
指导患者	10	告知病人及家属实施约束的目的、方法、持续时间,使其理解使用保护具的重要性、安全性,征得同意方可使用	10	8	6	4~0		
	3	告知病人和家属,护士将随时观察约束局部皮肤有无损伤,皮肤颜色、温度,约束肢体末梢循环状况,定时松解	3	2	1	0		
	5	指导病人和家属在约束期间保证肢体处于功能位,保持适当的活动度	5	4	3	2~0		
	2	告知病人有不适感觉时及时通知医护人员	2	1.5	1	0		
全程质量	5	动作轻巧、稳重、准确、安全,关爱病人,沟通有效	5	4	3	2~0		
总计	100							

实训六 九种卧位

一、实训目的与要求

(1)学会九种常用卧位的安置。

(2)了解九种常用卧位的适用范围。

(3)能与病人有效沟通,取得配合。

二、用物准备

根据卧位准备跨床小桌、软枕、木墩,无多功能床(三节摇床)的应备三角架。

三、操作沟通范例

3床,王某,男,26岁,身高1.8 m,体重80 kg,因急性阑尾炎合并穿孔,急诊在硬膜外麻醉下,行阑尾炎切除术,术后用平车送病人回病室,为病人取去枕仰卧位。

1.操作前解释

您好,我是林×,是3床的责任护士。请问病人叫什么名字?因为病人刚做完手术,现在需给他采取去枕仰卧位。其目的是防止病人的呕吐物反流入气管而引起窒息或肺部感染。

2.操作中指导

两臂放于身体两侧,两腿伸直,自然放平,将枕头横立于床头,并将病人头偏向一侧。为病人盖好被子,注意保暖,病人需取去枕仰卧位6小时。

3.操作后嘱咐

谢谢您的配合,我把呼叫器放于床头,有事请按铃。

四、训练过程

(1)观看录像视频,主讲教师总结操作要领。

(2)主讲教师交代实训要求与注意事项。全班同学分为两个大组,指导老师分组示教,示教结束,每个大组3~4人组成一个合作小组,学生互做角色扮演,练习九种卧位的操作方法。

(3)指导老师巡视,随时评价并纠正不规范的操作。

(4)集中讲评本次的训练情况。

五、操作流程

简要流程	操作要点
自身准备	1.素质要求　衣帽整洁,语言柔和,举止端庄。 2.核对(两人)　双人核对执行单及医嘱,签名
评估	1.病情　意识状况、生命体征、肢体活动能力、对安置合适体位的认知合作程度。 2.治疗情况　损伤部位、手术部位、骨折和固定情况、管道情况。 3.局部　病损部位,肢体活动能力
操作前准备	1.环境　整洁宽敞、光线适宜。 2.护士　洗手,戴口罩。 3.用物　根据需要准备用物
操作过程	1.核对解释　核对病人床号、姓名,向病人和家属介绍所安置卧位的目的、操作方法及配合事项。 2.环境准备　环境整洁、宽敞,光线适宜。 3.病人准备 (1)知情同意:病人及家属了解所取体位的意义。 (2)体位安置:协助病人取舒适体位。 4.卧位安置 (1)仰卧位: ①去枕仰卧位:去枕仰卧、头偏向一侧,两臂放于身体两侧,两腿自然放平,枕头横立于床头,并用别针固定。 ②中凹卧位(休克卧位):病人头胸部用软枕抬高 10°～20°,下肢抬高 20°～30°。 ③屈膝仰卧位:病人平卧,两臂放于身体两侧,两膝屈起并稍向外分开。 (2)侧卧位:病人侧卧,臀部稍后移,两臂屈肘,一手放于胸前,另一手放于枕旁,下腿稍伸直,上腿弯曲。必要时两膝之间及后背、胸前放置软枕,以扩大支撑面,增加稳定性,增进舒适和安全。 (3)半坐卧位: ①摇床法:病人仰卧,先摇起床头支架将床头抬高 30°～50°,再抬高膝下支架,必要时床尾垫一软枕。放平时,先摇平膝下支架,再摇平床头支架。 ②靠背架法:如无摇床,可用靠背架,将病人上半身抬高,在床垫下放一个三角架,病人下肢屈膝,用中单包裹枕垫于膝下,并固定于床两侧,其他同摇床法。 (4)端坐卧位:病人坐在床上,身体稍向前倾,床上放一跨床小桌,桌上放一软枕,病人可伏桌休息。用床头支架或三角架将床头抬高 70°～80°,使病人能向后倚靠,膝下支架抬高 15°～20°,以防病人下滑。

续表

简要流程	操作要点
操作过程	(5)俯卧位:病人俯卧,两臂屈肘放于头部两侧,两腿伸直;胸、髋及踝部各放一软枕,头偏向一侧。 (6)头低足高位:病人仰卧,头偏向一侧,枕头横立于床头,并用别针固定,床尾脚用木墩垫高15～30 cm。 (7)头高足低位:病人仰卧,床头用木墩垫高15～30 cm或根据病情而定,用一软枕横立于床尾。 (8)膝胸卧位:病人跪卧,两小腿平放床上,稍分开;大腿和床面垂直,胸贴床面,腹部悬空,背部伸直,臀部抬起,头偏向一侧,两臂屈肘,放于头的两侧。 (9)截石位:病人仰卧于检查台上,两腿分开,放于支腿架上,臀部齐床缘,两手放在胸前或身体两侧,注意保暖和遮盖病人
操作结束	1.整理　整理床单位。 2.洗手　洗手,脱口罩,记录操作过程中病人的反应

六、注意事项

(1)安置卧位前,向病人解释安置卧位的目的、配合要点,以取得合作。

(2)去枕仰卧,头偏向一侧,防止呕吐物反流,误入气管而引起病人窒息或肺部并发症。

(3)中凹卧位:抬高头胸部,有利于保持呼吸道通畅,改善通气功能,从而改善缺氧症状;抬高下肢,有利于静脉回流,增加心排出量而使休克症状得到改善。

(4)头低足高位:易使病人感到不适,不可长时间使用,颅内压高者禁忌使用。

(5)半坐卧位:抬高膝下支架,床尾垫一软枕,垫于病人足底,增进舒适以防病人下滑。

(6)取屈膝仰卧位、膝胸卧位、截石位检查时,注意保护病人隐私及保暖。

(7)取端坐卧位,必要时加床档,以保证病人安全。

(8)若孕妇取膝胸卧位纠正胎位时,应注意保暖,每次不应超过15分钟。

(9)操作过程中随时观察病情变化,必要时做好记录。

七、思考与练习

(1)昏迷病人应采取何种卧位?采取此卧位的目的是什么?

(2)病人,男,29岁,因腹部外伤急诊入院,手术治疗,术后第2天,护士为病人做健康宣教时应嘱病人取何种卧位?取此卧位的目的是什么?

八、自我评价

(1)学习态度:认真□　较认真□　不认真□

（2）沟通效果:有效□ 较有效□ 效果差□

（3）熟练程度:熟练□ 较熟练□ 不熟练□

（4）学习效果:_____

（5）成功之处:_____

（6）不足之处:_____

（7）如何改进:_____

九、老师评价

达标□ 部分达标□ 不达标□

评语:_____

实训日期_____ 实训时数_____ 实训地点_____

考试日期_____ 学生签名_____ 教师签名_____

附:常用卧位考核评分标准

项目	项目总分	操作要求	评分等级及分值				实际得分	备注
			A	B	C	D		
仪表	5	工作衣、帽、鞋穿戴整齐,洗手	5	4	3	2~0		
操作前准备	10	评估病人病情、意识状态、肢体活动度等,评估需要使用的卧位种类;向病人和家属解释取该卧位的必要性,取得配合	10	8	6	2~0		
操作过程	60	携用物至病人床旁,核对病人	5	4	3	2~0		
		去枕仰卧位:操作规范、准确	5	4	3	2~0		
		中凹卧位(休克卧位):操作规范、准确	5	4	3	2~0		
		屈膝仰卧位:操作规范、准确	5	4	3	2~0		
		侧卧位:操作规范、准确	5	4	3	2~0		
		半坐卧位:操作规范、准确	5	4	3	2~0		
		端坐卧位:操作规范、准确	5	4	3	2~0		
		俯卧位:操作规范、准确	5	4	3	2~0		
		头低足高位:操作规范、准确	5	4	3	2~0		
		头高足低位:操作规范、准确	5	4	3	2~0		
		膝胸卧位:操作规范、准确	5	4	3	2~0		
		截石位:操作规范、准确	5	4	3	2~0		
操作后	5	安置舒适卧位,整理床单位	5	4	3	2~0		

项目	项目总分	操作要求	评分等级及分值				实际得分	备注
			A	B	C	D		
护患沟通	10	操作过程中与病人沟通充分,病人配合良好;操作中密切观察病情	10	8	6	2～0		
操作熟练程度	5	动作轻巧、稳重、有条不紊,节力	5	4	3	2～0		
操作质量	5	无过多暴露,未受凉,操作过程是否熟练,有无违反操作原则	5	4	3	2～0		
总计	100							

一、实训目的与要求

(1)通过实训进一步掌握手卫生的基本概念。

(2)通过实训学会清洁洗手、外科手消毒的方法。

(3)要求学生在操作中态度认真,严格按步骤、时间及方法进行手的清洁、消毒,防止医院感染的发生。

二、用物准备

(1)手清洁用物:流动水洗手设施、清洁剂(洗手液或肥皂)、干手物品(一次性擦手巾或擦手纸)、干手机、废纸篓,必要时备护手液或直接备速干手消毒剂。

(2)外科手消毒用物:流动水洗手设施、清洁用品、手消毒剂、干手物品(无菌毛巾或一次性无菌擦手纸)、计时装置。

三、操作范例

杨某,骶尾部 4 cm×5 cm 压疮,局部溃疡深及皮下组织,创面潮湿,流出较多的黄色液体。李护士需进行卫生洗手,为病人清理创面,更换敷料。

四、训练过程

(1)观看录像视频,主讲教师总结操作要领。

(2)主讲教师交代实训要求与注意事项:全班同学分为两个大组,指导老师分组示教,示教结束,每个大组中 3～4 人组成一个合作小组,学生互做练习、评价洗手、外科手消毒。

(3)指导老师巡视,随时评价并纠正不规范的操作。

(4)集中点评本次的训练情况。

五、操作流程

简要流程	操作要点
自身准备	1.素质要求　衣帽整洁,语言柔和,举止端庄。 2.核对(两人)　双人核对执行单及医嘱,签名
评估	1.病情　意识状况、心理状态、对换药的认知合作程度。 2.治疗情况　肢体瘫痪恢复情况。 3.局部　病人伤口情况
操作前准备	1.环境　环境整洁,洗手设施齐全。 2.护士　衣帽整齐,戴口罩,手部皮肤无破损,指甲剪短。 3.用物　根据需要准备用物
操作过程	1.湿润双手　取下手表,指尖朝下湿润双手。 2.取洗手液　取肥皂或洗手液于掌心。 3.揉搓双手 (1)洗手掌:掌心相对,手指并拢相互揉搓。 (2)洗背侧指缝:手心对手背沿指缝相互搓擦,交换进行。 (3)洗掌侧指缝:掌心相对,双手交叉沿指缝相互搓擦。 (4)洗拇指:一手握另一手大拇指旋转搓擦,交换进行。 (5)洗指背:弯曲各手指关节,在另一手掌心旋转搓擦,交叉进行。 (6)洗指尖:指尖在掌心中转动搓洗,交换进行。 (7)洗手腕、手臂:揉搓手腕、手臂,双手交换。充分揉搓每个部位 10～15 秒,范围包括双手、手腕及腕上 10 cm。 4.流水冲洗　使水从腕部流向指尖,彻底冲洗。 5.擦干双手　用一次性擦手巾或擦手纸擦干双手或用干手机烘干双手
操作结束	1.关闭水龙头　如水龙头为拧开式开关,则应采用防止手部再污染的方法关闭,如衬垫毛巾或纸巾关闭水龙头。 2.用物处理　擦手毛巾放入容器中待清洗或消毒,一次性纸巾置入生活垃圾袋

六、注意事项

(1)当手部有血液或其他体液等肉眼可见污染时,应用清洁剂和流动水洗手。当手部没有肉眼可见污染时可用速干手消毒剂消毒双手代替洗手,揉搓方法与洗手方法相同。

（2）洗手方法正确,手的各个部位都需清洗、冲净,尤其要认真清洗指背、指尖、指缝和指关节等易污染部位;冲净双手时注意指尖向下。

（3）注意调节至合适的水温、水流,避免污染周围环境。

（4）洗手指征:

①直接接触每个病人前后;

②从同一病人身体的污染部位移动到清洁部位前;

③接触病人黏膜、破损皮肤或伤口前后;

④接触病人周围环境及物品后;

⑤穿脱隔离衣前后,脱手套之后;

⑥接触病人血液、体液、分泌物、排泄物、伤口敷料等之后;

⑦进行无菌操作,接触清洁、无菌物品之前;

⑧处理药物或配餐前。

七、思考与练习

（1）七步洗手法怎样操作?

（2）洗手的指征包括那些?

八、自我评价

（1）学习态度:认真□　较认真□　不认真□

（2）沟通效果:有效□　较有效□　效果差□

（3）熟练程度:熟练□　较熟练□　不熟练□

（4）学习效果:＿＿＿＿＿＿＿＿＿＿＿＿＿＿＿＿＿＿＿＿＿＿＿

（5）成功之处:＿＿＿＿＿＿＿＿＿＿＿＿＿＿＿＿＿＿＿＿＿＿＿

（6）不足之处:＿＿＿＿＿＿＿＿＿＿＿＿＿＿＿＿＿＿＿＿＿＿＿

（7）如何改进:＿＿＿＿＿＿＿＿＿＿＿＿＿＿＿＿＿＿＿＿＿＿＿

九、老师评价

达标□　部分达标□　不达标□

评语:＿＿＿＿＿＿＿＿＿＿＿＿＿＿＿＿＿＿＿＿＿＿＿＿＿＿＿＿＿

实训日期＿＿＿＿＿＿　实训时数＿＿＿＿＿＿　实训地点＿＿＿＿＿＿

考试日期＿＿＿＿＿＿　学生签名＿＿＿＿＿＿　教师签名＿＿＿＿＿＿

附:手清洁考核评分标准

项目	项目总分	操作要求	评分等级及分值				实际得分	备注
			A	B	C	D		
仪表	5	服装、鞋帽整洁,仪表大方,举止端庄,指甲符合要求	5	4	3	2~0		
操作前准备	10	自我介绍,解释操作目的	5	4	3	2~0		
		取下手表及饰物,准备好用物	5	4	3	2~0		
操作过程	70	正确应用七步洗手法清洁双手	30	15	10	5~0		
		流动水下彻底冲洗,然后用一次性擦手巾或擦手纸彻底擦干,或者用干手机干燥双手	30	15	10	5~0		
		如水龙头为手拧式开关,则应采用防止手部再污染的方法关闭水龙头	10	9	6	3~0		
操作后	5	顺序清晰,清洁概念强,时间2~3分钟	5	4	3	2~0		
操作熟练程度	5	动作轻巧、有序,无缺项、漏报	5	4	3	2~0		
操作质量	5	操作过程是否熟练,有无违反操作原则	5	4	3	2~0		
总计	100							

无菌技术

一、实训目的与要求

（1）学会无菌技术操作方法。

（2）严格按无菌技术操作原则进行各项护理操作，工作中养成良好的无菌观念。

（3）保持无菌物品的无菌状态。

（4）取放和传递无菌物品。

（5）形成无菌区域，供无菌操作用。

（6）在进行严格的医疗护理操作时确保无菌效果，保护病人和医护人员免受感染。

二、用物准备

无菌持物钳、持物钳罐、无菌包、无菌容器（棉球、纱布罐）、无菌治疗碗、无菌溶液、无菌手套、75％乙醇、2％碘酊、无菌棉签、标签贴、笔、洗手液、生活垃圾桶、医疗垃圾桶、启瓶器。

三、操作范例

杨某，骶尾部 4 cm×5 cm 压疮，局部溃疡深及皮下组织，创面潮湿，流出较多的黄色液体。医嘱：疮口换药。请准备换药用物为病人换药。

四、训练过程

（1）观看录像视频，主讲教师总结操作要领。

（2）主讲教师交代实训要求与注意事项。全班同学分为两个大组，指导老师分组示教，示教结束，每个大组中 3～4 人组成一个合作小组，学生相互观察，指导练习。

（3）指导老师巡视，随时评价并纠正不规范的操作。

（4）集中点评本次的训练情况。

五、操作流程

简要流程	操 作 要 点
自身准备	素质要求:衣帽整洁,语言柔和,举止端庄,态度和蔼可亲
评估	1.病情:意识状况、心理状态、对换药的认知合作程度。 2.治疗情况:躯体活动康复情况。 3.局部:伤口大小、深度、渗液量
操作前准备	1.环境:环境清洁、宽敞,光线适宜,清洁治疗盘、治疗台、治疗车。 2.护士:洗手,戴口罩。 3.用物:按需备齐
操作过程	1.无菌持物钳的使用 (1)查对:检查外包布无破损,无潮湿,无污染,消毒指示胶带是否变色及有效期。 (2)用物:摆放合理,便于操作,避免污染。 (3)取放无菌钳:无菌钳在取放时前端闭合向下,不可触及容器口边缘,用后立即放回容器内打开外包布,放置无菌持物钳罐,注明开包时间。 2.打开无菌包法 (1)查对:检查无菌包名称、灭菌日期、灭菌效果、包裹完好性。 (2)打开包布:解开系带缠好放妥,按包布外角—左角—右角—内角的顺序打开外层包布(若有内层包布,用无菌持物钳打开)。 (3)取巾:用无菌持物钳夹取治疗巾,放置无菌盘内。 (4)回包:将无菌包内剩余物品按原折痕包好,注明开包日期、时间,并签名。 3.铺无菌盘 (1)铺巾:治疗巾双折铺于治疗盘上,上层向远端呈扇形折叠,开口边缘向外,露出无菌面。 (2)铺盘:放入无菌物品,将折叠层拉平盖住物品,治疗巾上下层边缘对齐,开口处向上折两次,两侧边缘分别向下折一次,露出治疗盘边缘。 (3)标记:注明铺盘日期、时间,并签名。 4.无菌治疗碗的使用法 (1)查对:检查无菌包的名称、灭菌有效期及灭菌指示胶带;包布无破损,无潮湿,无污染。 (2)投碗:将无菌包托在手上,打开包布外角,另一手抓住包布四角,稳妥地将治疗碗放入无菌盘内。 5.无菌棉球罐使用法 (1)查对:检查名称、灭菌有效期及灭菌指示胶带。 (2)取棉球:开盖,内面向上,放稳妥或拿手中,用无菌持物钳夹取无菌容器内的棉球,关盖。 (3)投棉球:放入无菌治疗碗内。

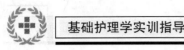
续表

简要流程	操作要点
操作过程	6.取用无菌溶液 (1)除尘:用无菌持物钳夹取无菌纱布罐中的纱布一块,擦净瓶外灰尘。 (2)查对:检查无菌溶液的名称、浓度、剂量、有效期,检查瓶盖有无松动,瓶身有无裂痕,对光检查溶液质量。 (3)消毒:启开瓶盖,用无菌棉签蘸消毒液以瓶盖侧面位置为起点旋转消毒瓶盖及瓶口边缘。 (4)倒液:用拇指、示指捏住瓶盖一侧边缘拔出瓶塞,一手持溶液瓶,瓶签朝向掌心,倒出少量溶液冲洗瓶口于弯盘内,再从原处倒所需溶液量于无菌治疗碗中。 (5)整理:剩余溶液如还需再用,立即盖上瓶塞,再次消毒瓶盖及瓶口边缘,并在瓶签上注明开瓶日期、时间,并签名,放回指定位置。 7.戴、脱无菌手套法 (1)查对:检查手套尺码、灭菌日期,有无潮湿及破损。 (2)取手套:两手同时掀开手套袋开口处,分别捏住两只手套的反折部分,取出手套。 (3)戴手套:将两只手套五指对准,先戴一只手套,再用戴好手套的手指插入另一只手套的反折内面,同法戴好另一只手套,拉平反折部,双手交叉对合调整手套位置,使指端充实。 (为病人换药完毕) (4)脱手套:操作完毕,洗净手套外污物,一手捏住另一手套腕部外面,翻转脱下,脱下手套的手插入另一只手套内,清洁面向外翻转脱下,弃入医用垃圾袋内
操作结束	1.整理用物　用物分类处理。 2.洗手,脱口罩

六、注意事项

1.严格遵守无菌操作规则。

2.清洁区、无菌区、非无菌区三区有明确标志。

3.进行无菌操作时,手不可跨越无菌区域或接触无菌物品,应保持在腰部或治疗台以上平面。

4.无菌物品应放置在干燥、清洁的无菌区域。

5.使用无菌持物钳:

(1)取放无菌持物钳时应闭合钳端,不可触及容器口边缘。

(2)使用过程中,始终保持钳端向下,不可触及非无菌区域;就地使用,到距离较远处取物时,应将持物钳和容器一起移至操作处。

(3)不可用无菌持物钳夹取油纱布,防止油粘于钳端而影响消毒效果;不可用无菌持物钳换药或消毒皮肤,以防被污染。

(4)无菌持物钳一旦污染或可疑污染应重新灭菌。

(5)干燥法保存时应4小时更换一次。

(6)无菌持物钳如湿式保存时,还应注意盛放无菌持物钳的有盖容器底部垫有纱布,容器深度与钳的长度比例适合,消毒液面需浸没持物钳轴节以上2～3 cm或镊子长度的1/2;无菌持物钳及其浸泡容器每周清洁、消毒2次,同时更换消毒液;使用频率较高的部门应每天清洁、灭菌(如门诊换药室、注射室、手术室等);取、放无菌持物钳时不可触及液面以上部分的容器内壁;放入无菌持物钳后需松开轴节,以利于钳与消毒液充分接触。

6.使用无菌容器

(1)移动无菌容器时,应托住底部,手指不可触及无菌容器的内面及边缘。

(2)从无菌容器内取出物品,即使未用,也不可放回无菌容器内。

(3)无菌容器应定期消毒灭菌;一经打开,使用时间不超过24小时。

7.使用无菌包

(1)无菌包包布通常选用质厚、致密、未脱脂的双层棉布制成。

(2)打开无菌包时手只能触及包布四角的外面,不可触及包布内面,不可跨越无菌区。

(3)包内物品未用完,应按原折痕包好,注明开包日期及时间,限24小时内使用。

(4)无菌包应定期消毒灭菌,有效期为7～14天;如包内物品超过有效期、被污染或包布受潮,则需重新灭菌。

8.铺无菌盘

(1)铺无菌盘区域须清洁干燥,无菌巾避免潮湿、污染。

(2)铺盘时非无菌物品和身体应与无菌盘保持适当距离,手不可触及无菌巾内面,不可跨越无菌区域。

(3)铺好的无菌盘尽早使用,有效期不超过4小时。

9.倒取无菌溶液

(1)不可将物品伸入无菌溶液瓶内蘸取溶液;倾倒液体时不可直接接触无菌溶液瓶口;已倒出的溶液不可再倒回瓶内,以免污染剩余溶液。

(2)已开启的无菌溶液瓶内的溶液,24小时内有效,余液只用于清洁操作。

10.戴、脱无菌手套

(1)选择适合手掌大小的手套尺码;修剪指甲以防刺破手套。

(2)戴手套时手套外面(无菌面)不可触及任何非无菌物品;已戴手套的手不可触及未戴手套的手及另一手套内面;未戴手套的手不可触及手套的外面。

(3)戴手套后双手应始终保持在腰部或操作台面以上视线范围内的水平;如发现有破损或可疑污染应立即更换。

(4)脱手套时,应翻转脱下,避免强拉,注意勿使手套外面(污染面)接触到皮肤;脱手套后应洗手。

(5)诊疗护理不同病人之间应更换手套;一次性手套应一次性使用;戴手套不能代替洗手,必要时进行洗手消毒。

七、思考与练习

(1)简述无菌操作时的环境要求。

(2)简述无菌技术操作过程中应遵循的原则。

八、自我评价

(1)学习态度:认真□　较认真□　不认真□

(2)沟通效果:有效□　较有效□　效果差□

(3)熟练程度:熟练□　较熟练□　不熟练□

(4)学习效果:＿＿＿＿＿＿＿＿＿＿＿＿＿＿＿＿＿＿＿＿＿＿＿＿＿＿＿

(5)成功之处:＿＿＿＿＿＿＿＿＿＿＿＿＿＿＿＿＿＿＿＿＿＿＿＿＿＿＿

(6)不足之处:＿＿＿＿＿＿＿＿＿＿＿＿＿＿＿＿＿＿＿＿＿＿＿＿＿＿＿

(7)如何改进:＿＿＿＿＿＿＿＿＿＿＿＿＿＿＿＿＿＿＿＿＿＿＿＿＿＿＿

九、老师评价

达标□　部分达标□　不达标□

评语:＿＿＿＿＿＿＿＿＿＿＿＿＿＿＿＿＿＿＿＿＿＿＿＿＿＿＿＿＿＿＿

实训日期＿＿＿＿＿＿　实训时数＿＿＿＿＿＿　实训地点＿＿＿＿＿＿

考试日期＿＿＿＿＿＿　学生签名＿＿＿＿＿＿　教师签名＿＿＿＿＿＿

附:无菌技术考核评分标准

项目	项目总分	操作要求	评分等级及分值				实际得分	备注
			A	B	C	D		
仪表	5	服装、鞋帽整洁,仪表大方,举止端庄,指甲符合要求	5	4	3	2~0		
操作前准备	10	自我介绍,解释操作目的,洗手、戴口罩	5	4	3	2~0		
		备齐用物,放置合理,检查灭菌日期、标志及有效期;环境清洁干燥	5	4	3	2~0		

续表

项目	项目总分	操作要求	评分等级及分值				实际得分	备注
			A	B	C	D		
操作过程	70	无菌持物钳 取钳:垂直闭合,手握持物钳 1/3 段,不触及容器口边缘,不触及液面以上内壁,关闭容器盖	5	4	3	2～0		
		用钳:钳端向下,取远处物品时需和容器同时移动	5	4	3	2～0		
		放钳:用后闭合钳端,打开容器盖,垂直放入,打开轴节,使钳端分开	5	4	3	2～0		
		无菌包 查用物名称、灭菌日期及标记	5	4	3	2～0		
		开包:放于清洁干燥处,解带、按原折叠顺序逐层打开,取物用无菌钳,非无菌物不得跨越无菌区域	5	4	3	2～0		
		回包:按原折痕包盖、系带横向扎好,注明开包日期、时间,有效期 24 h	5	4	3	2～0		
		铺无菌盘 治疗盘清洁干燥,按要求铺巾,单层或双层底,无菌物放置合理,不跨越无菌区,边缘反折,左右内折,外观整齐,注明铺盘日期、时间,4 h 内有效	10	8	6	4～0		
		无菌容器 查看无菌容器灭菌日期及标记,打开容器盖,内面向上,放稳妥,不可触及边缘和内面,用无菌持物钳从无菌容器内取无菌物品,用毕即盖严,定期消毒	10	8	6	4～0		
		倒取无菌溶液 擦灰尘,查瓶签、瓶盖、瓶身、药液质量,启瓶盖、开瓶方法正确,倒液时,标签放于掌心,瓶签向上冲洗瓶口,从原处倒出,盖瓶塞方法正确,注明开瓶日期,24 h 内有效	10	8	6	4～0		
		戴无菌手套 查灭菌日期及标记、号码,无破洞,戴手套,保持外面无菌,手保持在腰部以上,手套口翻转脱下,手套按医疗废物处理	10	8	6	4～0		

续表

项目	项目总分	操 作 要 求	评分等级及分值				实际得分	备注
			A	B	C	D		
操作后	5	医疗废物、生活废物分别处理,用物清洗消毒恰当	5	4	3	2～0		
操作熟练程度	5	动作轻巧、稳重、有序,无缺项、漏报	5	4	3	2～0		
操作质量	5	有无严格遵守无菌操作规则,跨越无菌区,操作有误,漏项	5	4	3	2～0		
总计	100							

实训 九

穿脱隔离衣

一、实训目的与要求

（1）学会隔离衣的穿、脱方法。

（2）掌握进出隔离室的要求，了解解除隔离的标准。

（3）操作过程中注意自我防护及对病人的保护，防止病原微生物扩散，避免交叉感染。

二、用物准备

（1）隔离衣一件、挂衣钩、刷手设备（消毒液、清洁刷子和毛巾、弯盘 2 个）、流动水、挂钟、污衣袋。

（2）防护服一件，消毒手用物。

三、操作范例

徐某，因锈铁钉扎伤左侧足跟部，伤口周围红、肿、热、痛。

主诉头痛、四肢无力、张口不便。入院后经检查，初步诊断为破伤风，按照隔离技术要求，采取接触隔离，为该病人实施护理。

四、训练过程

（1）观看录像视频，主讲教师总结操作要领。

（2）主讲教师交代实训要求与注意事项。全班同学分为两个大组，指导老师分组示教，示教结束，每个大组中 3～4 人组成一个合作小组，学生相互观察、试穿。

（3）指导老师巡视，随时评价并纠正不规范的操作。

（4）集中点评本次的训练情况。

五、操作流程

简要流程	操 作 要 点
自身准备	1.素质要求　衣帽整洁,语言柔和,举止端庄。 2.核对　双人核对执行单及医嘱
评估	1.病情　意识状况、心理状态、对隔离操作的认知合作程度。 2.治疗情况　病人的诊断,隔离种类,隔离措施。 3.局部　伤口情况
操作前准备	1.环境　清洁,宽敞,便于操作。 2.护士　工作衣整洁,戴圆帽,洗手,戴口罩。 3.用物　按需备齐
操作过程	1.穿隔离衣 (1)挽袖:取下手表,挽袖过肘。 (2)取衣:手持衣领取下隔离衣,清洁面向自己,衣领两端向外折齐,对齐肩缝,露出肩袖内口。 (3)穿衣袖:一手持衣领,另一只手穿袖,举手抖袖至前臂中上部,换手持领同法穿好另一袖并将袖抖至前臂中上部。 (4)系领口:两手由衣领中央顺边缘向后系好衣领。 (5)系袖口:袖口边缘对齐扣好扣子或系带。 (6)系腰带:从腰部一侧衣缝处将隔离衣后身向前拉,捏住衣边,再同法捏住另一侧衣边,两侧边缘对齐,在身后向一侧折叠,按住折叠处,将腰带在身后交叉,回到前面打活结系好。 (携用物至病室,为病人进行护理操作) 2.脱隔离衣 (1)解腰带:松开腰带,在前面打一活结。 (2)解袖口:解开袖口并翻起袖口,向上拉塞入上臂工作衣袖内,避免袖口边缘污染清洁面。 (3)消毒手:用手刷蘸消毒液刷洗双手两次(顺序:前臂→腕部→手背→手掌→指缝→手指→指甲),每只手30秒,用流水冲净,再重复刷洗一次,共2分钟,用消毒小毛巾或一次性纸巾擦干。 (4)解领扣:由衣领中央顺边缘向后解开领扣。 (5)脱衣袖:一手伸入另一侧袖口内,拉开衣袖过手,再用衣袖遮住的手在外面拉开另一衣袖,两手在袖内将袖子对齐,双臂逐渐退出。 (6)整理挂衣:自两袖肩峰拉出清洁面,对好衣领,将隔离衣两边对齐,挂于衣架上
操作结束	1.整理　需更换的隔离衣,脱下后清洁面向外,卷好投入污衣袋内。 2.用物处理　按隔离规定处理污物。 3.洗手,脱口罩

六、注意事项

(一)穿脱隔离衣

(1)穿隔离衣前备好一切物品,并戴好口罩、帽子。

(2)隔离衣应长短合适,不得有破洞,须遮盖住工作服。

(3)穿隔离衣时应保持衣领清洁,袖子不可触及面部和帽子。

(4)穿好隔离衣后不可在清洁区取物,避免接触清洁物品,双臂保持在腰部以上视线范围内活动。

(5)隔离衣应每日更换,不可有潮湿或污染;不再穿的隔离衣,脱下后清洁面向外,卷好放入污衣袋中;如为一次性隔离衣,应使清洁面向外,衣领及衣边卷至中央,投入医疗垃圾桶中,然后再消毒双手。

(6)洗手及消毒时不能沾湿隔离衣,隔离衣不可触及其他物品或污染水池边缘。

(7)脱下的隔离衣如挂在半污染区,清洁面向外;挂在污染区则清洁面向内。

(8)穿上隔离衣进入病房后注意和病人的谈话方式,进行有效沟通,避免发生误会。

(二)穿脱防护服

(1)防护服只能在规定区域内穿脱,穿前检查有无潮湿、破损,长短是否合适。

(2)接触多个同类传染病病人时,防护服可连续使用;接触疑似病人时,防护服应每次更换。

(3)防护服如有潮湿、破损或污染,应立即更换。

(4)下列情况应穿防护服:临床医务人员在接触甲类或按甲类传染病管理的传染病病人时;接触经空气传播或飞沫传播的传染病病人,可能受到病人血液、体液、分泌物、排泄物喷溅时。

七、思考与练习

(1)护士接触病人体液、分泌物后如何加强自我防护?

(2)进出有隔离标志的病房需要穿脱隔离衣,应注意哪些问题?

八、自我评价

(1)学习态度:认真□ 较认真□ 不认真□

(2)沟通效果:有效□ 较有效□ 效果差□

(3)熟练程度:熟练□ 较熟练□ 不熟练□

(4)学习效果:＿＿＿＿＿＿＿＿＿＿＿＿＿＿＿＿＿＿＿

(5)成功之处:＿＿＿＿＿＿＿＿＿＿＿＿＿＿＿＿＿＿＿

(6)不足之处：＿＿＿＿＿＿＿＿＿＿＿＿＿＿＿＿＿＿＿＿＿＿＿＿＿＿＿＿

(7)如何改进：＿＿＿＿＿＿＿＿＿＿＿＿＿＿＿＿＿＿＿＿＿＿＿＿＿＿＿＿

九、老师评价

达标□　部分达标□　不达标□

评语：＿＿＿＿＿＿＿＿＿＿＿＿＿＿＿＿＿＿＿＿＿＿＿＿＿＿＿＿＿＿＿

实训日期＿＿＿＿＿＿＿　实训时数＿＿＿＿＿＿＿　实训地点＿＿＿＿＿＿＿

考试日期＿＿＿＿＿＿＿　学生签名＿＿＿＿＿＿＿　教师签名＿＿＿＿＿＿＿

附：穿脱隔离衣考核评分标准

项目	项目总分	操 作 要 求	评分等级及分值				实际得分	备注
			A	B	C	D		
仪表	5	服装、鞋帽整洁,仪表大方,举止端庄,指甲符合要求	5	4	3	2～0		
操作前准备	10	自我介绍,解释操作目的	5	4	3	2～0		
		取下手表及饰物,卷袖过肘,洗手,戴口罩、圆帽	5	4	3	2～0		
操作过程	70	持衣:穿袖、系领口、袖口,后襟对齐,向一侧折叠,系腰带的方法正确,扣下扣,穿时不污染隔离衣	20	15	10	5～0		
		解扣:解下摆扣,解袖扣,翻袖口,塞袖口	15	9	6	3～0		
		刷手:刷手消毒范围正确,刷手消毒方法正确,刷手时隔离衣未浸湿及污染水池,刷手消毒的时间为2分钟,擦手	15	9	6	3～0		
		脱衣:解领扣、脱袖方法正确,包裹双手,松腰带,打结,双手退出,挂好备用	20	15	10	5～0		
操作后	5	隔离衣备洗	5	4	3	2～0		
操作熟练程度	5	动作轻巧、稳重、有序,无缺项、漏报	5	4	3	2～0		
操作质量	5	操作过程是否熟练,有无违反操作原则	5	4	3	2～0		
总计	100							

实训十 | 口腔护理

一、实训目的与要求

(1)保持口腔清洁、湿润,去除口臭、口垢。
(2)学会观察口腔黏膜和舌苔的方法。
(3)学会口腔护理的具体操作方法。

二、用物准备

(1)口腔护理包(治疗巾、治疗碗(内置18颗无菌棉球)、血管钳、镊子、弯盘、压舌板)。
(2)吸水管、棉签、手电筒、漱口液、外用药。
(3)治疗盘外备无菌持物钳、弯盘,必要时备开口器。

三、操作沟通范例

6床,江某,男,50岁。胃大部分切除术后第一天,实施胃肠减压。

1.操作前解释

护士:您好,我是冯×,您的责任护士。请问您叫什么名字?

病人:江×。

护士:江先生,昨天您做了胃部手术,晚上睡得怎样?

病人:不太好,管子插着难受。

护士:嗯,手术后一两天内是最难受的,等拔了胃管,肠蠕动恢复以后就会好受多了,您不用担心,现在您还不能起床刷牙,我用无菌棉球帮您洗洗牙,漱漱口,您会觉得舒服些的。

2.操作中指导

护士:江先生,您将头偏向我这边。您的嘴唇很干燥,我用棉球帮您湿润一下,感觉好吗?请您漱口。(将带吸水管的水杯递到病人口边,病人漱口)

护士:好!现在请您张开嘴,让我检查一下您的口腔黏膜。(借助压舌板检查病人口腔)

护士:好!一切正常。(若有活动性义齿,用纱布裹着取出)

护士:现在我用无菌棉球给您擦洗牙齿,如果有不舒服请告诉我。(按序擦拭牙齿各个部位)

护士:请您张嘴,我要为您擦拭上腭;请您把舌头伸出来,让我擦一下舌面;再擦一下口唇。江先生,请再次漱口。请张开嘴,让我检查一下口腔,好,可以了,没有问题。

3.操作后嘱咐

护士:谢谢您的配合,您感觉口腔舒服些了吗?呼叫器在这儿,有事请叫我,我也会经常来看您,请放心! 您先休息吧。

口腔护理常用溶液

溶液名称	浓度	作 用
生理盐水		清洁口腔,预防感染
过氧化氢溶液	1%～3%	防腐、防臭,适用于口腔感染有溃烂、坏死组织者
碳酸氢钠溶液	1%～4%	属碱性溶液,适用于真菌感染
洗必泰溶液	0.02%	清洁口腔,广谱抗菌
呋喃西林溶液	0.02%	清洁口腔,广谱抗菌
醋酸溶液	0.1%	适用于绿脓杆菌感染
硼酸溶液	2%～3%	酸性防腐溶液,有抑制细菌的作用
甲硝唑溶液	0.08%	适用于厌氧菌感染
复方硼酸溶液(多贝尔氏溶液)		轻度抑菌、除臭

四、训练过程

(1)观看录像视频,主讲教师总结操作要领。

(2)主讲教师交代实训要求与注意事项。全班同学分为两个大组,指导老师分组示教,示教结束,每个大组中3～4人组成一个合作小组,通过角色扮演练习口腔护理。

(3)指导老师巡视,随时评价并纠正不规范的操作。

(4)集中点评本次的训练情况。

五、操作流程

简要流程	操作要点
自身准备	1.素质要求 衣帽整洁,语言柔和,举止端庄。 2.核对 执行单及医嘱

续表

简要流程	操作要点
评估	1.病情 意识状况、自理能力、配合情况、口腔卫生及保健知识、认知合作程度。 2.治疗情况 手术及用药情况。 3.局部 口腔状况
操作前准备	1.环境 环境清洁,清洁治疗盘、治疗台、治疗车。 2.护士 洗手,戴口罩。 3.用物 按需备齐。 4.药液 (1)漱口液选择:根据口腔 pH 值和药理作用选用。 (2)0.9%氯化钠溶液。 (3)检查瓶签:漱口液及外用药的药名、剂量、浓度、有效期。 (4)检查质量:药液有无变质
操作过程	1.核对解释 备齐用物至床旁,核对床号、姓名,向病人解释口腔护理的目的、作用、操作方法及操作中可能引起的不适。 2.环境准备 环境清洁,空气新鲜,无不良视觉刺激。 3.清点棉球 对浸湿好的棉球在操作前清点个数。 4.病人准备 病人取仰卧位,头偏向一侧,面向护士。取治疗巾围于病人颌下及枕上,弯盘置于口角旁。 5.漱口观察 (1)漱口:湿润口唇,协助病人用吸水管吸温开水漱口,擦拭口角。 (2)嘱病人张口,护士一手用压舌板轻轻撑开颊部,另一手持手电筒,观察病人口腔有无出血、溃疡、真菌感染及特殊气味,如有义齿,用纱布包裹取下。 6.擦拭口腔 (1)擦外侧齿:拧干棉球,嘱病人咬合上、下齿,用压舌板轻轻拧开左侧颊部,用弯血管钳夹取含有漱口液的棉球,擦洗牙齿左外侧面,纵向擦洗,由内侧洗向门齿。同法擦洗右外侧。 (2)擦内侧齿及咬合面:嘱病人张开上、下牙齿,擦洗牙齿左上内侧面、左上咬合面、左下内侧面、左下咬合面,以弧形擦洗左侧颊部。同法擦洗右侧。 (3)擦硬腭及舌面:由内向外横向擦洗硬腭、舌面及舌下,再次清点棉球个数。 7.再漱口观察 (1)再漱口:擦洗完毕,协助病人用吸水管吸漱口水漱口,吐入弯盘内,用纱布擦净口唇。 (2)再观察:用手电筒检查口腔是否擦洗干净,有无炎症、溃疡、真菌感染等,根据情况涂外用药,口唇干燥涂石蜡油或润唇膏
操作结束	1.整理 撤去弯盘、治疗巾,安置病人于舒适卧位,整理床单位。 2.用物处理 妥善处理或按医院规定处理。 3.洗手,记录 洗手,脱口罩,记录病人病情及反应

六、注意事项

(1)擦洗时动作要轻,特别对凝血功能差的病人,要防止碰伤黏膜及牙龈。

(2)昏迷病人禁忌漱口,需要用张口器时,应从臼齿处放入(牙关紧闭者不可暴力使其张口)。擦洗时须用血管钳夹紧棉球,每次一个,防止棉球遗留在口腔内。棉球不可过湿,以防病人将溶液吸入呼吸道,发现痰多时要及时吸出。

(3)对长期使用抗生素者,应观察口腔黏膜有无真菌感染。

(4)假牙不可浸泡在乙醇或热水中,以防变色、变形或老化。

(5)传染病病人用物按隔离消毒原则处理。

七、思考与练习

陈某,男,40岁,因肺炎应用抗生素数周。近日发现口腔黏膜和舌苔出现乳白色片状分泌物,不易拭去。请问:

(1)护士在为其进行口腔护理时需评估哪些内容?

(2)该病人出现什么问题?

(3)护士应该为其选择何种口腔护理溶液?其作用是什么?

(4)护士在为其进行口腔护理时应该注意什么问题?

八、自我评价

(1)学习态度:认真□ 较认真□ 不认真□

(2)沟通效果:有效□ 较有效□ 效果差□

(3)熟练程度:熟练□ 较熟练□ 不熟练□

(4)学习效果:_____

(5)成功之处:_____

(6)不足之处:_____

(7)如何改进:_____

九、老师评价

达标□ 部分达标□ 不达标□

评语:_____

实训日期_____ 实训时数_____ 实训地点_____

考试日期_____ 学生签名_____ 教师签名_____

附:口腔护理考核评分标准

项目	项目总分	操作要求	评分等级及分值				实际得分	备注
			A	B	C	D		
仪表	5	工作衣、帽、鞋穿戴整齐,戴好口罩,洗手	5	4	3	2~0		
操作前准备	10	评估病人意识、自理能力、口腔情况、卫生习惯	5	4	3	2~0		
		根据病情准备用物、漱口液、外用药	5	4	3	2~0		
操作过程	60	核对病人,做好解释,取得合作	5	4	3	2~0		
		取合适卧位	3	2	1	0		
		颌下铺巾,放置弯盘	5	4	3	2~0		
		湿润口唇并检查口腔情况	5	4	3	2~0		
		正确使用压舌板、开口器	5	4	3	2~0		
		夹取棉球方法正确	6	5	4	3~0		
		棉球湿度适宜	5	4	3	2~0		
		擦洗方法、顺序正确	10	8	6	4~0		
		擦洗前后漱口	5	4	3	2~0		
		对口腔疾患处理正确	5	4	3	2~0		
		擦净病人面部	3	2	1	0		
		保持床单、病人衣服干燥	3	2	1	0		
操作后	5	妥善安置病人,整理床单位	3	2	1	0		
		用物处理恰当	2	1.5	1	0		
护患沟通	10	操作过程中能与病人良好沟通,取得合作	10	8	6	4~0		
操作熟练程度	5	动作轻巧、稳重,有条不紊	5	4	3	2~0		
操作质量	5	病人口腔清洁,感觉舒适,未发生恶心和牙龈出血,衣被未被污染	5	4	3	2~0		
总计	100							

床上洗头

一、实训目的与要求

(1)通过训练促进病人头皮血液循环,去除污秽,预防和灭除虱蚖,使病人清洁舒适。

(2)学会床上洗头的几种不同操作方法。

(3)训练过程中态度认真,保证训练质量。

二、用物准备

(1)治疗盘:内备小橡胶单、大毛巾、洗发液、冲洗壶或水杯、眼罩或纱布、别针、棉球2个、电吹风。

(2)马蹄形垫或洗头车、水壶(内盛水 43~45 ℃)、水桶。

(3)病人自备毛巾、梳子、镜子、护肤霜等。

三、操作沟通范例

3 床,张某,30 岁,右锁骨骨折,生活不能自理,已有 5 天未洗头。

1.操作前解释

张×,您好! 您已经住院 5 天没有洗头了,我今天帮您洗一洗,您会感觉舒服一点,好吗? 请问您需要上洗手间吗?

2.操作中指导

现在要为您洗头,我帮您把头移到洗头车上好吗? 请您把眼睛闭上,现在开始洗头了,水温合适吗? 力度可以吗? 请问您有没有不舒服的地方?

3.操作后嘱咐

头发已经洗干净了,现在我要用吹风机把您的头发吹干,要不要帮您把头发扎起来,这样不易打结。您需要更换体位吗? 谢谢您的配合。

四、训练过程

(1)观看录像视频,主讲教师总结操作要领。

（2）主讲教师交代实训要求与注意事项。全班同学分为两个大组,指导老师分组示教,示教结束,每个大组中 3～4 人组成一个合作小组,学生互做角色扮演,练习床上洗头。

（3）指导老师巡视,随时评价并纠正不规范的操作。

（4）集中点评本次的训练情况。

五、操作流程

简要流程	操作要点
自身准备	1.素质要求　衣帽整洁,语言柔和,举止端庄。 2.核对　执行单及医嘱
评估	1.病情　意识状况、自理能力、配合情况、头发卫生及保健知识、认知合作程度。 2.治疗情况　手术及用药情况。 3.局部　头皮状况
操作前准备	1.环境　环境清洁,清洁治疗盘、治疗台、治疗车。 2.护士　洗手,戴口罩。 3.用物　按需备齐
操作过程	1.核对解释　备齐用物至床旁,核对床号、姓名,向病人解释头发护理的目的、作用、操作方法及操作中可能引起的不适。 2.环境准备　环境清洁。 3.病人准备　病人取仰卧位,上半身斜向床边,将衣领松开向内折,毛巾围于颈下,用别针别好。 4.放马蹄形垫　将小橡胶单和浴巾铺于枕上,将枕垫于病人肩下,置马蹄形垫于病人后颈下,帮助病人颈部枕于马蹄形卷的突起处,头部置于水槽中,马蹄形垫的下端置于污水桶中。 5.棉球塞耳　用棉球塞住双耳孔道,用纱布盖住双眼。 6.洗发　松开头发,用温水冲湿头发,均匀涂洗发液,由发际至头顶反复揉搓,同时用指腹轻轻地按摩头皮,然后用温水边冲边揉搓,至冲净。 7.包发　解下颈部毛巾,擦去头发上的水分。取下眼上的纱布和耳内棉球,用毛巾包好头发,擦干面部。 8.梳发　撤去马蹄形垫,将枕从病人肩下移向床头,协助病人仰卧于床正中,头枕于枕上。解下包头的毛巾,再用浴巾擦干头发,用梳子梳理整齐。用电吹风将头发吹干,梳理成型
操作结束	1.整理　安置病人于舒适卧位,整理床单位。 2.用物处理　妥善处理或按医院规定处理。 3.洗手,记录　洗手,脱口罩,记录病人病情及反应

六、注意事项

(1)洗发过程中,应随时注意观察病情变化,如发现面色、脉搏、呼吸异常时应立即停止操作。

(2)身体极度虚弱的病人不宜床上洗发。

(3)注意调节水温与室温,注意保暖,及时擦干头发,以免着凉。

(4)洗发过程中应注意防止污水溅入眼、耳内,并避免沾湿衣服及床单。

七、思考与练习

请问床上洗头的水温是多少?

八、自我评价

(1)学习态度:认真□　较认真□　不认真□

(2)沟通效果:有效□　较有效□　效果差□

(3)熟练程度:熟练□　较熟练□　不熟练□

(4)学习效果:＿＿＿＿＿＿＿＿＿＿＿＿＿＿＿＿＿＿＿＿＿＿＿＿＿＿

(5)成功之处:＿＿＿＿＿＿＿＿＿＿＿＿＿＿＿＿＿＿＿＿＿＿＿＿＿＿

(6)不足之处:＿＿＿＿＿＿＿＿＿＿＿＿＿＿＿＿＿＿＿＿＿＿＿＿＿＿

(7)如何改进:＿＿＿＿＿＿＿＿＿＿＿＿＿＿＿＿＿＿＿＿＿＿＿＿＿＿

九、老师评价

达标□　部分达标□　不达标□

评语:＿＿＿＿＿＿＿＿＿＿＿＿＿＿＿＿＿＿＿＿＿＿＿＿＿＿＿＿＿＿＿

实训日期＿＿＿＿＿＿＿　实训时数＿＿＿＿＿＿＿　实训地点＿＿＿＿＿＿＿

考试日期＿＿＿＿＿＿＿　学生签名＿＿＿＿＿＿＿　教师签名＿＿＿＿＿＿＿

附:床上洗头考核评分标准

项目	项目总分	操 作 要 求	评分等级及分值				实际得分	备注
			A	B	C	D		
仪表	5	工作衣、帽、鞋穿戴整齐,戴好口罩,洗手	5	4	3	2～0		

续表

项目	项目总分	操作要求	评分等级及分值				实际得分	备注
			A	B	C	D		
操作前准备	10	评估病人头发情况、自理能力、病情及环境(室温适宜)	5	4	3	2～0		
		电吹风、马蹄形垫或洗头车根据医院条件准备,水壶内水量据头发长短准备,水温据病人耐受程度准备	5	4	3	2～0		
操作过程	60	正确核对解释	5	4	3	2～0		
		根据季节需要关门窗,调节至舒适室温和水温	5	2	1	0		
		移开床旁桌椅,稳拿轻放,便于操作	3	2	1	0		
		马蹄形垫放置正确	5	4	3	2～0		
		病人体位舒适,便于操作	5	4	3	2～0		
		洗发前眼睛、耳朵保护正确	7	5	3	1～0		
		洗发方法、顺序正确,时间适当	10	8	6	4～0		
		洗发毕,撤去用物前必须用毛巾包头	10	8	6	4～0		
		正确处理眼睛、耳朵和面部,适当用护肤品	5	4	3	2～0		
		使病人头发尽快干燥,卧位舒适	5	4	3	2～0		
操作后	5	安置病人于舒适体位,整理床单位,清理用物	5	4	3	2～0		
护患沟通	10	操作过程中能与病人良好沟通,取得合作;操作中密切观察病情	10	8	6	4～0		
熟练度	5	动作轻巧、用力适中,合理安排时间	5	4	3	2～0		
操作质量	5	病人感觉舒适,未着凉,头发清洁,水未进入眼、耳,未湿衣、被、床单	5	4	3	2～0		
总计	100							

床上擦浴

一、实训目的与要求

(1)保持病人皮肤清洁、干燥、舒适,预防皮肤感染;促进皮肤血液循环,增强皮肤排泄功能。

(2)学会观察皮肤情况的方法。

(3)学会床上擦浴法的具体操作方法。

二、用物准备

(1)治疗车上层:治疗盘内备浴巾1条、毛巾2条、治疗巾、橡胶单、治疗碗、弯盘、血管钳、棉球、一次性手套、香皂、指甲刀、梳子、50%乙醇、爽身粉,治疗盘外备脸盆、水壶(盛50~52 ℃热水)、清洁衣裤、被单、手消毒液。

(2)治疗车下层:便盆、便盆巾、水桶、生活垃圾桶、医用垃圾桶。

(3)屏风。

三、操作沟通范例

3床,刘某,女,72岁,因脑出血入院。查体:体温36.2 ℃,脉搏84次/分,呼吸18次/分,血压154/96 mmHg,左侧肢体瘫痪,大小便失禁,骶尾部皮肤发红,解除压力30分钟后皮肤颜色不恢复,轻度水肿,无水疱和硬结。

1.操作前解释

护士:"您好!请问您叫什么名字?"

病人:"刘×。"

护士:"刘奶奶,您好!我是今天的当班护士小张。天气很热,您出了汗,感觉不舒服吧?您躺在床上不方便,请让我为你擦擦身子,这样您会舒服点,好吗?"

病人:"好。"

护士:"请问您需要上洗手间吗?"

2.操作中指导

护士:"刘奶奶,我先帮您擦擦脸。您觉得水温还合适吗?"

病人:"合适。"

护士:"您现在感觉怎么样?冷吗?擦洗的力度合适吗?有什么不舒服的您可以告诉我或者示意我。"

3.操作后嘱咐

护士:"刘奶奶,擦洗完了,您现在感觉舒服吗?"

病人:"舒服。"

护士:"您现在好好休息,有什么需要请按床头的呼叫器,我会及时赶来处理。谢谢您的配合!

四、训练过程

(1)观看床上擦浴视频,主讲教师示教并讲解操作要领。

(2)主讲教师交代实训要求与注意事项。全班同学分为两个大组,指导老师分组示教,示教结束,每个大组中 3~4 人组成一个合作小组,学生互做角色扮演,练习床上擦浴。

(3)指导教师巡视,随时评价并纠正不规范的操作。

(4)集中讲评本次实训的情况。

五、操作流程

简要流程	操 作 要 点
自身准备	1.素质要求　衣帽整洁,语言柔和,举止端庄。 2.核对　执行单及医嘱
评估	1.病情　意识状况、自理能力、配合情况。 2.治疗情况　用药情况。 3.局部　皮肤的完成性和清洁度
操作前准备	1.环境　环境清洁,清洁治疗盘、治疗台、治疗车。 2.护士　洗手、戴口罩。 3.用物　按需备齐
操作过程	1.核对解释　备齐用物至床旁,核对床号、姓名,向病人解释擦浴的目的、作用、操作方法及配合。 2.环境准备　环境清洁,温度适宜,屏风遮挡。 3.病人准备　将病人身体移向床缘,尽量靠近护士,避免不必要的伸展。 4.送盖被　根据病情放平床头及床尾支架,松开床尾盖被。 5.准备热水　将面盆放于床旁桌上,倒入热水约2/3满。将毛巾叠成手套状,包在手上。 6.洗面颈部　洗脸及颈部顺序:眼、额、鼻翼、面部、耳后、颌下、颈部,再用较干毛巾依次擦洗一遍。

续表

简要流程	操作要点
操作过程	7.擦洗双上肢、胸腹部　为病人脱下上衣。先用涂浴皂的湿毛巾擦洗,再用湿毛巾擦净皂液,清洗拧干毛巾后再擦洗,最后用大浴巾擦干。按顺序擦洗双上肢、胸腹部。 8.擦洗颈背臀部　协助病人侧卧,背向护士,依次擦洗后颈、背、臀部,为病人换上清洁上衣。 9.擦洗下肢　协助病人平卧及脱下裤子,更换面盆和热水,再擦洗双下肢,用温水泡脚并擦干。 10.换清洁裤子　换水后为病人清洁会阴部,再为病人换上清洁裤子
操作结束	1.整理　安置病人于舒适卧位,整理床单位。 2.用物处理　妥善处理或按医院规定处理。 3.洗手,记录　洗手,脱口罩,记录病人病情及反应

六、注意事项

(1)注意保暖,每次只暴露正在擦洗的部位,防止不必要的暴露及弄湿床单。

(2)擦洗动作平稳有力,以刺激循环并减少瘙痒感。

(3)体贴病人,保护病人自尊;减少翻动次数,不要使病人过度疲劳。

(4)仔细擦净颈部、耳后、腋窝、腹股沟皮肤皱褶处。

(5)擦洗过程中,及时更换热水及清水,保持水温适宜。

(6)注意观察病人情况,出现不适,立即停止擦洗,及时给予处理。

(7)皮肤有异常应予记录,并采取相应措施。

(8)擦洗中护士注意节力原则。护士操作时,应使病人尽量靠近自己;站立时,两脚稍分开,重心应在身体的中央或稍低处;避免不必要的走动。

七、思考与练习

(1)床上擦浴的适应证。

(2)在擦浴过程中给病人穿脱衣裤的原则。

八、自我评价

(1)学习态度:认真□　　较认真□　　不认真□

(2)沟通效果:有效□　　较有效□　　效果差□

(3)熟练程度:熟练□　　较熟练□　　不熟练□

(4)学习效果：_____

(5)成功之处：_____

(6)不足之处：_____

(7)如何改进：_____

九、老师评价

达标□　　部分达标□　　不达标□

评语：_____

实训日期_____　　实训时数_____　　实训地点_____

考试日期_____　　学生签名_____　　教师签名_____

附:床上擦浴考核评分标准

项目	项目总分	操作要求	评分等级及分值				实际得分	备注
			A	B	C	D		
仪表	5	工作衣、帽、鞋穿戴整齐,洗手	5	4	3	2～0		
操作前准备	10	评估病人皮肤情况、病情、自理能力、卫生习惯	5	4	3	2～0		
		环境温度适宜,隐蔽性好						
		根据季节调节水温,根据病人卫生习惯和皮肤性质确定自备用物品种	5	4	3	2～0		
操作过程	60	核对病人,做好解释,取得合作	5	4	3	2～0		
		室温、水温适宜,环境隐秘,卧位舒适,便于操作	5	4	3	2～0		
		铺巾、洗脸方法、顺序正确	5	4	3	2～0		
		脱穿上衣方法正确,未加重病人不适	5	4	3	2～0		
		擦洗顺序正确,用力足够刺激肌肉组织	10	8	6	4～0		
		勤换水、换盆、换巾(三巾两盆)	5	4	3	2～0		
		皱褶处洗净	5	4	3	2～0		
		指(趾)甲短、头发整齐清洁	5	4	3	2～0		
		更换床单方法、顺序正确	5	4	3	2～0		
		按摩骨突部位方法、顺序正确,用力适宜,时间充分,效果肯定	10	8	6	4～0		

续表

项目	项目总分	操作要求	评分等级及分值				实际得分	备注
			A	B	C	D		
操作后	5	安置舒适卧位,整理床单位,用物清洗消毒恰当	5	4	3	2～0		
护患沟通	10	操作过程中与病人沟通充分,病人配合良好;操作中密切观察病情	10	8	6	4～0		
操作熟练程度	5	动作轻巧、稳重、有条不紊,节力	5	4	3	2～0		
操作质量	5	无过多翻身和暴露,未受凉,用力适当,勤换水,擦洗彻底,皮肤未残留皂迹;清洗会阴前换水、盆和毛巾;皱褶处洗净(做到一湿二皂三净四干)	5	4	3	2～0		
总计	100							

实训十三　生命体征的测量

一、实训目的与要求

(1)通过训练学会生命体征的测量方法。

(2)正确记录生命体征的观察资料。

(3)学会操作中与病人进行有效的沟通交流。

二、用物准备

1.体温的测量　治疗盘内备容器 2 个(一个盛放已消毒的体温计,另一个盛放测温后的体温计),消毒液、纱布、秒表、记录本、笔、弯盘。若测肛温,另备润滑油、棉签、卫生纸。体温计的数量及种类依据病人数及病情。

2.脉搏的测量　治疗盘内备秒表、记录本、笔、必要时备听诊器。

3.呼吸的测量　治疗盘内备秒表、记录本、笔,必要时备棉花。

4.血压的测量　血压计,听诊器(检查血压计的袖带宽窄是否合适,水银是否充足,玻璃管有无裂缝、玻璃管上端是否和大气相通,橡胶管和输气球有无漏气,听诊器是否完好),记录本,笔。

三、操作沟通范例

5 床,杨某,女,30 岁。主诉:停经 37 周,双下肢水肿 1 周;门诊检查:胎心音正常,无宫缩,血压 145/95 mmHg,尿蛋白(±)。初步诊断:①37 周妊娠;②子痫前期(轻度)。收住院,安排住 8 床,将测量体温、脉搏、呼吸、血压。

1.操作前解释

杨姐,您好! 我是当班护士小张,您的床位安排在 8 床,我带您去床上休息,20 分钟后我给您测量体温、脉搏、呼吸、血压,为您的诊断和治疗提供依据,因为您刚上楼,立即测量会有误差。现在您好好休息,有什么不舒服,请按这儿的呼叫器叫我,好吗?

2.操作中指导

杨姐,现在开始测量了,请您平卧。先给您测量体温,体温计放在左侧腋下(以便右侧测量血压),您腋下是否干燥? 若湿润,我帮您擦干再测,请您将手臂弯曲,掌心贴胸,夹紧体温计,10 分钟后看结果,好吗? 杨姐,请您把右手腕伸直,掌心稍侧向下,我给您数脉搏。

现在测量血压,我帮您把袖子向上卷,请您把手放平,手臂有些胀(血压计袖带充气时),很快就会好的,杨姐,您先休息,过几分钟后我来看体温测量结果。杨姐,体温测量时间到了,我看看体温计。

3.操作后嘱咐

杨姐,您的体温、脉搏、呼吸均正常,只有血压比正常稍高一些,医生一会儿就来看您。您自己要注意数数胎动,多取左侧卧位,同时注意休息,减少活动;饮食方面多吃些牛奶、豆制品、瘦肉、鱼、蔬菜、水果等,盐味淡一些。有什么不舒服,请及时告诉我,我也会随时来看您,谢谢您的配合。

四、训练过程

(1)观看录像视频,主讲教师总结操作要领。

(2)主讲教师交代实训要求与注意事项。全班同学分为两个大组,指导老师分组示教,示教结束,每个大组中每2人组成一个合作小组,学生互做角色扮演,练习测量生命体征。

(3)指导老师巡视,随时评价并纠正不规范的操作。

(4)集中讲评本次的训练情况。

五、操作流程

1.体温、脉搏、呼吸的测量

简要流程	操作要点
自身准备	1.素质要求　衣帽整洁,语言柔和,举止端庄。 2.核对　执行单及医嘱,病人及腕带
评估	1.病情　意识状态、心理状态、合作程度,有无影响测量的因素。 2.治疗　用药情况。 3.局部　肢体活动、皮肤状况
操作前准备	1.环境　安静、整洁,光线适宜。 2.护士　洗手,戴口罩。 3.用物　按需备齐。 4.病人　安静休息20~30分钟,避免进食、剧烈运动、洗澡等影响测量的因素
操作过程	1.核对解释　备齐用物至床旁,核对床号、姓名及腕带,向病人解释测量目的、操作过程中的配合技巧。 2.环境准备　周围无热源。

续表

简要流程	操作要点
操作过程	3.病人准备 (1)体位:协助病人取舒适体位。 (2)测量部位:根据病情选择合适的测量部位。 4.测量体温 (1)检查体温计:再次检查体温计水银柱是否在 35 ℃以下。 (2)测体温:协助病人解开衣扣,用纱布擦干腋下,将体温计水银端紧贴腋窝深处皮肤,嘱病人夹紧屈肘过胸,保持5～10 分钟。 5.测量脉搏 (1)部位:护士以示指、中指、无名指的指端按压在桡动脉处。 (2)力度:按压力量适中,以能清楚测得搏动为宜。 (3)计数:正常脉搏测 30 s,乘以 2;如有异常,测量 1 分钟。 (4)短绌脉:若发现病人脉搏短绌,应由 2 名护士同时测量,一人听心率,另一人测脉率,由听心率者发出"起"或"停"口令,计时 1 分钟。 6.测量呼吸 (1)方法:护士将手放在病人的诊脉部位似诊脉状,眼观察病人胸部的起伏。 (2)内容:观察呼吸频率(一起一伏为一次呼吸)、深度、节律、音响、形态及有无呼吸困难。 (3)计数:正常呼吸测 30 秒,乘以 2。 (4)危重病人:危重病人呼吸微弱,可用少许棉花置于病人鼻孔前,观察棉花被吹动次数。 7.记录　先记录在记录本上,再转录到体温单
操作结束	1.整理　安置病人于舒适卧位,整理床单位。 2.用物处理　体温计浸泡消毒液中 30 分钟后取出清水冲净,纱布擦干,甩至 35 ℃以下,置于清洁容器中备用。 3.洗手,记录　洗手,脱口罩。 4.绘制　将体温、脉搏、呼吸记录于体温单上

2.血压的测量

简要流程	操作要点
自身准备	1.素质要求　衣帽整洁,语言柔和,举止端庄。 2.核对　执行单及医嘱,病人及腕带
评估	1.病情　意识状态、心理状态、合作程度,有无影响测量的因素。 2.治疗　应用降压药情况。 3.局部　肢体活动、皮肤状况

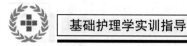
简要流程	操 作 要 点
操作前准备	1.环境　安静、整洁,温度、光线适宜,无噪音干扰。 2.护士　洗手,戴口罩。 3.用物　按需备齐。 4.病人　安静休息20～30分钟,避免剧烈运动、情绪紧张等测量影响因素
操作过程	1.核对解释　备齐用物至床旁,核对床号、姓名及腕带,向病人解释测量目的、操作过程中的配合技巧。 2.环境准备　无噪音干扰。 3.病人准备 (1)体位:协助病人取舒适体位。 (2)测量部位:根据病情选择合适的测量部位。 4.放置血压计 (1)放置血压计:血压计零点、肱动脉和心脏处于同一水平面,坐位时平第4肋软骨,仰卧位时平腋中线。 (2)开血压计:放妥血压计,打开血压计,开启水银槽开关。 5.缠袖带 (1)暴露上肢:病人上肢外展30°～45°,肘部伸直、手掌向上,卷袖暴露上臂1/2以上。 (2)缠袖带:驱尽袖带内空气,平整地置于上臂中部,下缘距肘窝2～3厘米,松紧以能插入一指为宜。 6.充气 (1)置听诊胸件:戴听诊器,触摸肱动脉搏动,将听诊器胸件置于肱动脉搏动最明显处并固定。 (2)充气:将听诊器胸件置于肱动脉搏动最明显处,一手固定,另一手握加压气球,关气门,注气至肱动脉搏动消失再升高20～30 mmHg。 7.放气　缓慢放气,速度以水银柱每秒下降4 mmHg为宜,注意水银柱刻度和肱动脉声音的变化。 8.判读数值 (1)判断收缩压:当听诊器中出现第一声搏动声,水银柱所指刻度为收缩压。 (2)判断舒张压:当听诊器中出现第二声搏动声,水银柱所指刻度为舒张压
操作结束	1.整理血压计　取下袖带,驱尽空气,平整放于盒内,将血压计盒右倾45°,使水银全部流入槽内,关闭水银槽开关,盖上盒盖,放回治疗盘。 2.整理床单位　协助病人放下衣袖,取舒适体位,整理床单位。 3.洗手,记录　洗手,脱口罩,将测量数值(收缩压/舒张压 mmHg)记录于体温单上

六、注意事项

(一)体温的测量

(1)测量体温前后,应清点体温计总数。甩体温计时要用腕部力量,勿触及他物,以防撞碎。切忌把体温计放入热水中清洗或放在沸水中煮,以防爆裂。

(2)根据病人病情选择合适的测量体温的方法:①凡婴幼儿、精神异常、昏迷、口鼻腔手术以及呼吸困难、不能合作的病人,不宜测口腔温度。②凡消瘦不能夹紧体温计、腋下出汗较多者,以及腋下有炎症、创伤或手术的病人不宜使用腋下测温法。③凡直肠或肛门手术、腹泻以及心肌梗死的病人不宜使用直肠测温法。

(3)病人进食、饮水,或进行蒸汽吸入、面颊冷热敷等,须隔30分钟后测口腔温度;腋窝局部冷热敷应隔30分钟再测量腋温;灌肠、坐浴后须隔30分钟,方可经直肠测温。

(4)测口温时,当病人不慎咬破体温计时,应立即清除玻璃碎屑,以免损伤唇、舌、口腔、食管及胃肠道的黏膜;口服牛奶或蛋清以延缓汞的吸收;在病情允许的情况下,可服大量粗纤维食物(如韭菜等),以加速汞的排出。

(5)凡给婴幼儿、昏迷、危重病人及精神异常者测体温时,应有专人看护,以免发生意外。

(6)如发现体温与病情不相符合,应守在病人身旁重新测量,必要时可同时测口温和肛温做对照。

(二)脉搏的测量

(1)不可用拇指诊脉,以防拇指小动脉搏动与病人脉搏相混淆。

(2)为偏瘫病人测脉搏,应选择健侧肢体。

(三)呼吸的测量

(1)测量呼吸频率时应同时注意观察呼吸的节律、深浅度、音响及气味等变化。

(2)因为呼吸可受意识控制,因此测量呼吸时应注意不要让病人察觉。

(四)血压的测量

(1)需要密切观察血压的病人,应做到"四定",即定时间、定部位、定体位、定血压计,以确保所测血压的准确性及可比性。

(2)测血压时,血压计"0"点应与心脏、肱动脉在同一水平面上。坐位时肱动脉平第4肋软骨,仰卧位时肱动脉平腋中线水平。

(3)排除袖带因素干扰 ①根据所测部位选择合适的袖带,袖带过宽时测得的血压值偏低,袖带过窄时测得的血压值偏高。②所缠袖带应松紧合适,过紧使血管在袖带未充气前已受压,测得的血压值偏低;过松则使袖带呈气球状,导致有效测量面积变窄,测得的血压值偏高。

(4)打气不可过猛、过高,以免水银溢出,影响测量结果及病人舒适度。水银柱出现气泡,应及时调节、检修。

(5)当发现血压异常或听不清时,应重测血压。注意应先将袖带内的气体驱尽,使汞柱降至"0"点,稍待片刻,再进行测量。

(6)为偏瘫病人测血压,应选择健侧。因患侧血液循环障碍,不能真实地反映血压的动态变化。

七、思考与练习

(1)测量口温、腋温、肛温的禁忌证。四种热型的特点是什么?

(2)测量口温时,病人不慎咬破体温计,该怎么处理?

(3)脉搏短绌的特点及测量方法。

(4)对于呼吸微弱的病人,如何测量呼吸?

(5)测量血压的"四定"是什么?

八、自我评价

(1)学习态度:认真□ 较认真□ 不认真□

(2)沟通效果:有效□ 较有效□ 效果差□

(3)熟练程度:熟练□ 较熟练□ 不熟练□

(4)学习效果:_____

(5)成功之处:_____

(6)不足之处:_____

(7)如何改进:_____

九、老师评价

达标□ 部分达标□ 不达标□

评语:_____

实训日期_____ 实训时数_____ 实训地点_____

考试日期_____ 学生签名_____ 教师签名_____

附:生命体征的测量考核评分标准

项目	项目总分	操 作 要 求	评分等级及分值				实际得分	备注
			A	B	C	D		
仪表	5	工作衣、帽、鞋穿戴整齐	5	4	3	2～0		

续表

项目		项目总分	操作要求	评分等级及分值				实际得分	备注
				A	B	C	D		
准备		10	备齐用物	5	4	3	2～0		
			评估病人,核对解释	5	4	3	2～0		
操作过程	体温测量	15	暴露腋窝,擦干汗水	5	4	3	2～0		
			测量方法正确	5	4	3	2～0		
			测量结果正确	5	4	3	2～0		
	脉搏测量	15	协助病人取坐位或卧位,手臂放于舒适位置,腕部伸展	5	4	3	2～0		
			测量方法正确	5	4	3	2～0		
			测量结果正确(误差小于4次/分)	5	4	3	2～0		
	呼吸测量	15	测量呼吸时保持测量脉搏姿势	5	4	3	2～0		
			测量呼吸方法正确	5	4	3	2～0		
			测量结果正确	5	4	3	2～0		
	血压测量	20	协助病人取坐位或卧位,手臂放置位置正确	5	4	3	2～0		
			血压计放置合适	5	4	3	2～0		
			测量血压方法正确	5	4	3	2～0		
			测量结果正确	5	4	3	2～0		
操作后		10	安置病人,整理床单位	5	4	3	2～0		
			记录方法正确	5	4	3	2～0		
质量要求		10	操作有条不紊,动作轻、稳、有条不紊	10	8	6	4～0		
总计		100							

冰袋、冰囊使用法

一、实训目的与要求

(1)学会冰袋、冰囊使用法。
(2)学会与病人沟通,取得病人合作。
(3)学会关心、体贴病人。

二、用物准备

(1)治疗盘内:冰袋或冰囊、布套、毛巾、帆布袋、木槌。
(2)治疗盘外:冰块、盆、冷水、漏勺、手消毒液。

三、操作沟通范例

7床,张某,女,29岁,教师。主诉:4天前出现发热,伴轻微头晕,干咳,无痰,1天前感咽部不适、发热加重。查体:体温39.7 ℃,脉搏108次/分,呼吸22次/分,血压100/70 mmHg,急性病容,咽充血(＋＋＋),扁桃体Ⅰ度肿大。初步诊断:1.上呼吸道感染;2.高热。医嘱:冰袋降温。

1.操作前解释

护士:"您好! 请问您叫什么名字?"

病人:"张×。"

护士:"张女士,我是今天的值班护士,现在您的体温有39.7 ℃,很难受,是吧?"

病人:"对,感觉身体特别热。"

护士:"别紧张,我将在您的腋下及腹股沟处放冰袋,在额头上敷冷毛巾,给您降温,这样您就会舒服些,请您配合一下,好吗?"

病人:"好的。"

2.操作中指导

护士:"张女士,来,我帮您解开衣服,把冰袋放上,冰袋要放在这几个位置效果才好。请您别动。有一点凉的感觉,是吗?"

病人:"嗯。"

护士:"不要紧的,30分钟后我来给您测量体温,现在我帮您把衣服穿好,您好好休息,有什么不舒服的请按铃。"

3.操作后嘱咐

张女士,您的体温已降至38 ℃,舒服些了吗? 可以撤去冰袋了。您近几日宜吃些清淡、易消化、少刺激、营养丰富的食物,如稀饭、牛奶、豆浆等;多喝水;注意刷牙、漱口,保持口腔清洁;出汗多时用毛巾擦干,及时更换内衣,避免着凉。上呼吸道感染是常见病,只要您积极配合治疗,注意休息,很快就会康复的! 您放心。有事请按铃,我也会随时来看您的。

四、训练过程

(1)观看录像视频,主讲教师总结操作要领。

(2)主讲教师交代实训要求与注意事项。全班同学分为两个大组,指导老师分组示教,示教结束,每个大组中每2人组成一个合作小组,学生互做角色扮演,练习冰袋、冰囊使用方法。

(3)指导老师巡视,随时评价并纠正不规范的操作。

(4)集中讲评本次的训练情况。

五、操作流程

简要流程	操作要点
自身准备	1.素质要求 衣帽整洁,语言柔和,举止端庄。 2.核对 执行单及医嘱,病人及腕带
评估	1.病情 意识状态、心理状态、对操作的认知合作程度。 2.治疗 用药史、过敏史及家族史。 3.局部 皮肤的完整性及清洁状况
操作前准备	1.环境 环境安静、整洁,清洁治疗盘、治疗台、治疗车。 2.护士 洗手,戴口罩。 3.用物 按需备齐
操作过程	1.核对解释 备齐用物至床旁,核对床号、姓名及腕带,向病人解释冰袋、冰囊的使用目的、作用、操作过程及可能出现的不适。 2.环境准备 调节至适宜温度,关闭门窗。 3.病人准备 协助病人移向护士,并取舒适卧位,松开被尾,遮挡病人,按需给病人便器。 4.去棱角 检查冰袋、冰囊有无破损,将冰块装入帆布袋中,用木槌敲碎成小块,倒入脸盆后用水冲去棱角,以免损坏冰袋。 5.装冰块 装冰入袋1/2～2/3满并排气,夹紧袋口,擦干倒提检查无漏水,然后套上布套。

续表

简要流程	操作要点
操作过程	6.用冰袋　将冰袋置于所需部位,高热降温时,冰袋置于前额、头顶部或体表大血管处如颈部、腋窝、腹股沟等。观察局部皮肤情况,严格执行交接班制度。 7.取下冰袋　用毕,将袋内冰水倒空,倒挂晾干,存放阴凉处备用,布套洗净备用
操作结束	1.整理床单位　协助病人取舒适卧位。 2.洗手　洗手,脱口罩。 3.记录　记录病人用冰部位、时间、效果、反应等。降温后的体温记录在体温单上

六、注意事项

(1)随时检查冰袋、冰囊、化学制冷袋有无破损漏水现象,布套潮湿后应当立即更换,冰融化后应立即更换。

(2)观察病人皮肤状况,严格交接班制度,如病人发生局部皮肤苍白、青紫或者有麻木感时,应立即停止使用,防止冻伤发生。

(3)使用时间一般为 10～30 分钟,或遵医嘱执行。

(4)冰袋压力不宜过大,以免影响血液循环。

(5)如用以降温,冰袋使用后 30 分钟需测量体温,并做好记录。

(6)禁用部位为枕后、耳廓、心前区、腹部、阴囊及足底部位。

七、思考与练习

(1)冷疗的目的。

(2)冷疗的禁忌部位及禁忌证。

八、自我评价

(1)学习态度:认真□　较认真□　不认真□

(2)沟通效果:有效□　较有效□　效果差□

(3)熟练程度:熟练□　较熟练□　不熟练□

(4)学习效果:＿＿＿＿＿＿＿＿＿＿＿＿＿＿＿＿＿＿＿＿＿＿＿＿

(5)成功之处:＿＿＿＿＿＿＿＿＿＿＿＿＿＿＿＿＿＿＿＿＿＿＿＿

(6)不足之处:＿＿＿＿＿＿＿＿＿＿＿＿＿＿＿＿＿＿＿＿＿＿＿＿

(7)如何改进:＿＿＿＿＿＿＿＿＿＿＿＿＿＿＿＿＿＿＿＿＿＿＿＿

九、老师评价

达标□　部分达标□　不达标□

评语：_____

实训日期_____ 实训时数_____ 实训地点_____

考试日期_____ 学生签名_____ 教师签名_____

附：冰袋、冰囊使用法考核评分标准

项目	项目总分	操 作 要 求	评分等级及分值				实际得分	备注
			A	B	C	D		
仪表	5	工作衣、帽、鞋穿戴整齐,洗手	5	4	3	2～0		
操作前准备	10	评估病人:了解病人的身体状况,了解病人局部皮肤情况、组织状况	5	4	3	2～0		
		向病人解释,取得病人配合	5	4	3	2～0		
操作过程	60	核对医嘱,核对病人后,进行环境准备,关闭门窗,保证室内温度适宜,为病人进行遮挡	5	4	3	2～0		
		检查冰袋、冰囊有无破损,将冰块装入帆布袋中,用木槌敲碎成小块,倒入脸盆后用水冲去棱角,以免损坏冰袋	15	9	6	3～0		
		装冰入袋1/2～2/3满并排气,夹紧袋口,擦干倒提检查无漏水,然后套上布套	15	9	6	3～0		
		携冰袋至床边,核对病人	5	4	3	2～0		
		将冰袋置于所需部位,高热降温时,冰袋置于前额、头顶部或体表大血管处如颈部、腋窝、腹股沟等	10	8	6	3～0		
		用毕,将袋内冰水倒空,倒挂晾干,存放阴凉处备用,布套洗净备用。整理好床单位,协助病人取舒适卧位,了解病人的感受,询问有无感觉不适	5	4	3	2～0		
		记录病人用冰部位、时间、效果、反应等。降温后的体温记录在体温单上	5	4	3	2～0		
操作后	5	安置舒适卧位,整理床单位,用物清洗消毒恰当	5	4	3	2～0		
护患沟通	10	操作过程中与病人沟通充分,病人配合良好;操作中密切观察病情	10	8	6	4～0		

续表

项目	项目总分	操作要求	评分等级及分值				实际得分	备注
			A	B	C	D		
操作熟练程度	5	动作轻巧、稳重、有条不紊,节力	5	4	3	2~0		
操作质量	5	操作过程是否熟练,有无违反操作原则	5	4	3	2~0		
总计	100							

实训十五 乙醇擦浴法

一、实训目的与要求

(1)学会乙醇擦浴法的具体操作方法。

(2)学会与病人沟通。

(3)学会关心、体贴病人。

二、用物准备

(1)治疗车上层:治疗盘内备热水袋及套、冰袋及布套、小毛巾 2 块、大浴巾。治疗盘外备小盆(内盛 25％～35％乙醇 200～300 mL 或温水 2/3 满,水温 32～34 ℃),手消毒剂。

(2)治疗车下层:便盆、便盆巾、生活垃圾桶、医用垃圾桶。

(3)必要时备干净衣裤、大单、被套、屏风。

三、操作沟通范例

2 床,张某,女,36 岁,主诉:发热伴轻微头晕 3 天,加重伴咽部不适、发热 1 天。查体:体温 39.7 ℃,脉搏 108 次/分,呼吸 22 次/分,血压 100/70 mmHg,急性病容,咽充血(＋＋＋),扁桃体Ⅰ度肿大。初步诊断:上呼吸道感染,高热。医嘱:乙醇擦浴。

1.操作前解释

护士:"您好! 请问您叫什么名字?"

病人:"张×"

护士:"张女士,您好! 我是今天的当班护士小李。您现在的体温是 39.7 ℃,很难受,是吗? 我用乙醇帮您擦擦身子,擦拭后您会觉得凉凉的,很舒服,擦之前我会用屏风遮挡好,请您配合我,好吗?"

病人:"好的。"

2.操作中指导

张女士,您好! 在擦拭前,我把冰袋放在您的头部,热水袋放在您的足部,这样可以减轻您头部充血情况,增加您的舒适感。来,我帮您把上衣解开,现在开始擦拭,擦拭过程中有什么不舒服,请告诉我。我已经给您擦拭完了,感觉怎么样? 现在舒服些了吗?

30 分钟后,我会来给您测量体温,现在请您好好休息。

3.操作后嘱咐

张女士,您好,您的体温已降至 38.2 ℃,您近几日宜多吃些清淡、易消化、少刺激、营养丰富的食物,如稀饭、豆浆、牛奶等,多喝水;注意刷牙、漱口、保持口腔清洁;出汗多时用毛巾擦干,及时更换内衣,避免着凉;上呼吸道感染是常见病,只要您积极配合治疗,注意休息,很快就会康复的。如果您有什么不舒服,请按铃,我也会随时来看您,感谢您的配合。

四、训练过程

(1)观看乙醇擦浴视频,实训教师示教,并讲解操作要领。

(2)实训教师交代实训要求与注意事项,分组训练,角色扮演。

(3)指导老师巡视,随时评价并纠正不规范的操作。

(4)集中讲评本次实训的情况。

五、操作流程

简要流程	操 作 要 点
自身准备	1.素质要求 衣帽整洁,语言柔和,举止端庄。 2.核对 执行单及医嘱,病人及腕带,签名
评估	1.病情 意识状态、心理状态、对操作的认知合作程度。 2.治疗 用药史、过敏史及家族史。 3.局部 皮肤的完整性及清洁状况
操作前准备	1.环境 环境安静、整洁,清洁治疗盘、治疗台、治疗车。 2.护士 洗手、戴口罩。 3.用物 按需备齐
操作过程	1.核对解释 备齐用物至床旁,核对床号、姓名及腕带,向病人解释乙醇擦浴的目的、作用、操作过程及可能出现的不适,再次确认病人无乙醇过敏史。 2.环境准备 调节至适宜温度,关闭门窗,必要时屏风遮挡。 3.病人准备 协助病人移向护士,并取舒适卧位,松开被尾,遮挡病人,按需给病人便器。 4.擦浴 (1)放冰、热水袋:置冰袋于病人头部,热水袋于病人足底部。 (2)擦上肢:协助病人取仰卧位,露出一侧上肢,下垫大毛巾,将浸有乙醇的小毛巾拧至半干呈手套状缠在手上,以离心方向进行拍拭,再用大毛巾擦干皮肤,同法擦拭远侧上肢。

续表

简要流程	操作要点
操作过程	顺序:①颈外侧→上臂外侧→手背。 ②侧胸→腋窝→上臂内侧→手心。 (3)擦背部:协助病人侧卧,露出背部,下垫大毛巾。用同样的手法自颈下肩部至背、臀部拍拭。再用大毛巾拭干,更换上衣。 (4)擦下肢:协助病人脱去近侧裤子,露出一侧下肢,下垫大毛巾,同法擦拭另一侧下肢;更换清洁裤子。 顺序:①外侧:髂骨→大腿外侧→足背。 ②内侧:腹股沟→大腿内侧→内踝。 ③后侧:臀下→大腿后侧→腘窝→足跟。 (5)观察:观察病人有无寒战、面色苍白、脉搏及呼吸异常,有则停止擦浴
操作结束	1.整理　取下热水袋,协助病人取舒适卧位,整理床单位。 2.用物处理　用物分类消毒、处理。 3.洗手,记录　洗手,脱口罩;在临时医嘱单上写时间并签名,详细记录降温时间、治疗反应及效果。 4.判断效果　擦拭后30分钟测量体温,记录在体温单及护理记录中;若低于39 ℃,取下头部冰袋

六、注意事项

(1)乙醇温度应接近体温,避免过冷刺激。

(2)擦浴时,以拍拭方式进行,不用按摩方式。擦拭腋窝、肘窝、腹股沟、腘窝等血管丰富处,应适当延长时间,以利于增加散热。

(3)禁擦拭枕后、胸前区、腹部和足底等处,以免引起不良反应。

(4)擦浴过程中,应随时观察病人情况,如出现寒战、面色苍白、脉搏及呼吸异常时,应立即停止,并及时与医生联系。

(5)擦浴后隔30分钟再次测量体温并记录,如体温降至39 ℃以下,可取下头部冰袋。

(6)血液病病人及新生儿禁用乙醇擦浴。

七、思考与练习

(1)乙醇擦浴的禁忌证和禁忌部位?

(2)乙醇擦浴时头上置冰袋,足底置热水袋的目的是什么?

八、自我评价

(1)学习态度:认真□　较认真□　不认真□

(2)沟通效果:有效□　较有效□　效果差□

(3)熟练程度:熟练□　较熟练□　不熟练□

(4)学习效果:_____

(5)成功之处:_____

(6)不足之处:_____

(7)如何改进:_____

九、老师评价

达标□　部分达标□　不达标□

评语:_____

实训日期_____　实训时数_____　实训地点_____

考试日期_____　学生签名_____　教师签名_____

附:乙醇擦浴法考核评分标准

项目	项目总分	操作要求	评分等级及分值				实际得分	备注
			A	B	C	D		
仪表	5	工作衣、帽、鞋穿戴整齐,洗手	5	4	3	2~0		
操作前准备	5	评估病人:了解病人的身体状况,了解病人局部皮肤情况、组织状况。	5	4	3	2~0		
		向病人解释,取得病人配合						
操作过程	70	核对医嘱,核对病人后,进行环境准备,关闭门窗,保证室内温度适宜,为病人进行遮挡	5	4	3	2~0		
		置冰袋于病人头部、热水袋于足底部	5	4	3	2~0		
		协助病人脱去外侧衣袖,松开腰带,露出一侧上肢,下垫大毛巾,将浸有乙醇的小毛巾拧至半干呈手套式缠在手上,以离心方向进行拍拭,2块小毛巾交替使用	10	8	6	3~0		
		拍拭顺序准确,擦拭毕,用大毛巾拭干皮肤。同样拍拭对侧,每侧各拍拭3分钟	10	8	6	3~0		

续表

项目	项目总分	操作要求	评分等级及分值				实际得分	备注
			A	B	C	D		
操作过程	70	嘱病人侧卧,露出背部,下垫大毛巾。用同样的手法自颈下肩部至背、臀部拍拭。再用大毛巾拭干,更换上衣	10	8	6	3~0		
		协助病人脱去近侧裤子,露出一侧下肢,下垫大毛巾。拍拭顺序准确	10	8	6	3~0		
		拍拭毕,用大毛巾拭干皮肤,盖好盖被。同样拍对侧,每侧下肢各拍拭3分钟,更换裤子,取下热水袋	10	8	6	3~0		
操作后	5	安置舒适卧位,整理床单位,用物清洗消毒恰当	5	4	3	2~0		
护患沟通	5	操作过程中与病人沟通充分,病人配合良好;操作中密切观察病情	5	4	3	2~0		
操作熟练程度	5	动作轻巧、稳重、有条不紊,节力	5	4	3	2~0		
操作质量	5	少翻身和暴露,未受凉,用力适当,勤换水,擦洗彻底,皮肤未残留皂迹;清洗会阴前换水、盆和毛巾;皱褶处洗净	5	4	3	2~0		
总计	100							

鼻饲法

一、实训目的与要求

(1)通过训练学会鼻饲法的正确插管方法,并能应用于护理实践中。
(2)学会清醒、昏迷病人鼻饲法操作。
(3)学会判断胃管在胃内的三种方法。
(4)操作过程中注意关心病人,与病人友好沟通,动作轻柔、敏捷,勿损伤黏膜。

二、用物准备

(1)治疗车上层:放半铺半盖无菌治疗盘。无菌巾内备:治疗碗、一次性胃管、镊子、压舌板、50 mL注射器。无菌巾外备:治疗巾、石蜡油、纱布、棉签、胶布、橡皮圈、安全别针、听诊器、手电筒、弯盘、流质饮食(38～40 ℃)、温开水。拔管时治疗盘内备治疗碗(内有纱布)、松节油、乙醇、棉签、弯盘、治疗巾、漱口杯(内盛温开水)。治疗盘外备手消毒剂。

(2)治疗车下层:水桶、生活垃圾桶、医用垃圾桶。

三、操作沟通范例

2床,张某,男,68岁。主诉:左面颊部肿胀,伴颞颌部疼痛3天。检查:生命体征正常,左侧颊面部凸起,触及一大小为6 cm×3 cm包块,质硬,压之疼痛明显。诊断:左侧下颌骨含牙囊肿。手术:左侧下颌骨含牙囊肿切除术。术后医嘱:鼻饲,流质饮食。

1.操作前解释
护士:"您好,请问您叫什么名字?"
病人:"张×"
护士:"张大爷,您的手术很顺利,但您手术后暂时不能经口进食,为了保证营养的供给,现在采用鼻饲,就是将一根细软的管子从您的鼻腔插入胃内,再将营养丰富的流质食物经管子注入胃内供给营养,插管时有点不舒服,但只要您按我说的配合我,很快就会完成的。请您别紧张,好吗?"
病人:"好的。"

2.操作中指导

护士:"张大爷,为了便于胃管插入,我帮助您取半坐卧位,好吗?"

病人:"好的。"

护士:"来,我先检查并清洁一下您的鼻腔,好吗?"

病人:"好的。"

护士:"张大爷,现在开始插管了,请您放松,我动作很轻柔,请您做吞咽动作,很好,有点恶心,是吗?请您张口呼吸,先休息一会儿。"

"现在感觉好些了吗?请您再坚持一下。"

"好,胃管已经插好了。张大爷,您有什么不舒服吗?"

"鼻咽部有异物感是正常的,很快就适应了,现在我用胶布把胃管固定好并为您注入流质食物,食物的量和温度都是控制好的,请您放心。"

"张大爷,食物已经灌注完毕,请您保持现在的体位25分钟左右,以防呕吐,以后每隔2小时灌注一次。"

3.操作后嘱咐

张大爷,根据您的病情,近几天您都要鼻饲,所以胃管需要保留一段时间,请您在翻身或起床活动时注意一下,以免胃管脱落或移位,再次插管时给您增加痛苦,请您配合一下,并注意漱口,保持口腔清洁,坚持几天就好了。有什么事请按铃叫我,我也会随时来看您,您好好休息,谢谢您的配合。

四、训练过程

(1)观看录像视频,主讲教师总结操作要领。

(2)主讲教师交代实训要求与注意事项。全班同学分为两个大组,指导老师分组示教,示教结束,每个大组中3~4人组成一个合作小组,学生互做角色扮演、练习。

(3)指导老师巡视,随时评价并纠正不规范的操作。

(4)集中讲评本次的训练情况。

五、操作流程

简要流程	操作要点
自身准备	1.素质要求 衣帽整洁,语言柔和,举止端庄。 2.核对 执行单及医嘱,签名
评估	1.病情 意识状态、心理状态、自理能力、对鼻饲法的认知合作程度。 2.治疗 手术及用药情况。 3.局部 鼻腔状况

续表

简要流程	操作要点
操作前准备	1.环境　环境安静、整洁,清洁治疗盘、治疗台、治疗车,光线充足。 2.护士　洗手,戴口罩。 3.用物　按需备齐
操作过程	1.核对解释　备齐用物至床旁,核对床号、姓名及腕带,向病人解释鼻饲法的目的、作用、操作过程及可能出现的不适。 2.环境准备　环境清洁、安静,光线适宜。 3.病人准备　根据病情取半坐卧位或仰卧位。 4.插胃管前 (1)清洁鼻腔:取治疗巾围于颌下及枕上,弯盘放于口角旁,观察并检查鼻腔,用棉签蘸温开水清洁鼻腔。 (2)检查胃管:打开一次性胃管,向胃管内灌入空气,检查是否通畅。 (3)测量长度:方法有两种:①前额发际至胸骨剑突处;②由鼻尖经耳垂到胸骨剑突处的距离。一般成人插入长度为45~55 cm。 (4)润滑胃管:用镊子夹石蜡油棉球润滑胃管前段5~6 cm。 5.插胃管 (1)插管:一手持纱布托住胃管,另一手持镊子夹持胃管轻轻插入一侧鼻孔至咽喉部(14~16 cm),嘱病人做吞咽动作,顺势将胃管向前推进,插至预定长度。 (2)观察: ①插管过程中若出现恶心、呕吐,可暂停插管,嘱病人做深呼吸动作。 ②若出现呛咳、发绀、呼吸困难等情况,表示误入气管,应立刻拔出,休息片刻后重新插入。 ③插管受阻可将胃管回抽一段,再继续插入或检查胃管是否盘曲在口腔内,不得强行插入,以免损伤鼻腔黏膜。 (3)确定:确定胃管在胃内的方法有三种。 ①"一抽":经胃管用注射器回抽有胃液。 ②"二看":将胃管末端置于盛水的治疗碗内,无气泡逸出。 ③"三听":置听诊器于病人胃区,快速向胃内注入10 mL空气,听到气过水声。 (4)固定:证实胃管在胃内后,用胶布将胃管固定于鼻翼及同侧面颊部。 (5)灌注:连接注射器于胃管末端,先缓慢注入少量温开水,然后缓慢注入流质食物,注入完毕,再注入少量温开水。 (6)包裹:灌注完毕,将胃管开口端抬高关闭或反折,用纱布包好,夹紧,用别针固定于枕旁或病人衣领处。 (7)清理:协助病人清洁面部,安置舒适卧位,整理床单位,询问病人有无不适;冲洗注射器,放于治疗盘内,用纱布盖好备用。 (8)洗手,记录:洗手,准确记录鼻饲流质食物的种类、量、温度及病人的反应。

续表

简要流程	操 作 要 点
操作过程	6.拔胃管 (1)核对解释:携用物至床旁,核对,解释,取治疗巾围于颌下及枕上,弯盘放于口角旁,揭去胶布,关闭或反折胃管末端。 (2)拔除胃管:用纱布包裹胃管末端,嘱病人深呼吸,在病人呼气时拔管,边拔边擦胃管,至咽喉处时快速拔出,置胃管于弯盘内,撤去弯盘和治疗巾。 (3)清洁口鼻:清洁病人口鼻、面部,擦去胶布痕迹,协助病人漱口
操作结束	1.整理　安置病人于舒适卧位,嘱病人维持原卧位20～30分钟,整理床单位。 2.用物处理　妥善处理或按医院规定处理。 3.洗手,记录　洗手,脱口罩,记录拔管时间及病人反应

六、注意事项

(1)插管过程中病人出现呛咳、呼吸困难、发绀等,表示误入气管,应立即拔出,休息片刻后重插。

(2)昏迷病人插管时,应将病人头向后仰,当胃管插入会厌部时约 15 cm,左手托起头部,使下颌靠近胸骨柄,加大咽部通道的弧度,使管端沿后壁滑行,插至所需长度。

(3)鼻饲液温度应保持在38～40 ℃,避免过冷或过热;每次鼻饲量不超过 200 mL,间隔时间不少于 2 小时;果汁与奶液分别灌注,防止产生凝块,药品应研碎溶解后注入。

(4)每天检查胃管插入的深度,鼻饲前检查胃管是否在胃内,并检查病人有无胃潴留,胃内容物超过 150 mL 时,应通知医生减量或者暂停鼻饲。

(5)鼻饲给药时应先将药研碎,溶解后注入,鼻饲前后均应用 20 mL 水冲洗导管,防止管道堵塞。

(6)鼻饲混合流食,应当间接加温,以免蛋白凝固。

(7)对长期鼻饲病人,应当定期更换胃管。

七、思考与练习

(1)对于昏迷病人,如何插管?

(2)测量插管长度的两种方法,判断胃管是否在胃内的三种方法。

(3)如插管过程中,将胃管误入气管后,病人会出现哪些反应?该如何处理?

八、自我评价

(1)学习态度:认真□　较认真□　不认真□

(2)沟通效果:有效□　较有效□　效果差□

(3)熟练程度:熟练□　较熟练□　不熟练□

(4)学习效果:＿＿＿＿＿＿＿＿＿＿＿＿＿＿＿＿＿＿＿＿＿＿＿＿＿＿

(5)成功之处:＿＿＿＿＿＿＿＿＿＿＿＿＿＿＿＿＿＿＿＿＿＿＿＿＿＿

(6)不足之处:＿＿＿＿＿＿＿＿＿＿＿＿＿＿＿＿＿＿＿＿＿＿＿＿＿＿

(7)如何改进:＿＿＿＿＿＿＿＿＿＿＿＿＿＿＿＿＿＿＿＿＿＿＿＿＿＿

九、老师评价

达标□　部分达标□　不达标□

评语:＿＿＿＿＿＿＿＿＿＿＿＿＿＿＿＿＿＿＿＿＿＿＿＿＿＿＿＿＿＿

实训日期＿＿＿＿＿＿＿＿　实训时数＿＿＿＿＿＿＿＿　实训地点＿＿＿＿＿＿＿＿

考试日期＿＿＿＿＿＿＿＿　学生签名＿＿＿＿＿＿＿＿　教师签名＿＿＿＿＿＿＿＿

附:鼻饲法考核评分标准

项目		项目总分	操作要求	评分等级及分值				实际得分	备注
				A	B	C	D		
仪表		4	工作衣、帽、鞋穿戴整齐,戴好口罩	4	3	2	1~0		
操作前准备		6	修剪指甲,洗手	2	1.5	1	0		
			备齐用物(同前面用物准备)	4	3	2	1~0		
评估病人		10	询问病人身体状况,了解病人既往有无插管经历;向病人解释,取得病人合作	5	4	3	2~0		
			评估病人鼻腔状况,包括鼻腔黏膜有无肿胀、炎症、鼻中隔偏曲、鼻息肉等,既往有无鼻部疾患	5	4	3	2~0		
操作过程	插管	25	携用物至病人床旁,核对解释,协助病人取舒适卧位,颌下铺治疗巾,备好两条胶布,用湿棉签清洁鼻腔	10	8	6	4~0		
			检查胃管是否通畅,测量胃管插入长度并做标记,润滑胃管前端	5	4	3	2~0		
			一手持纱布托住胃管,另一手持镊子夹住胃管前端,沿一侧鼻腔轻轻插入	5	4	3	2~0		
			到14~16 cm时嘱病人做吞咽动作,当病人做吞咽动作时,将胃管迅速向前推进	5	4	3	2~0		

项目		项目总分	操 作 要 求	评分等级及分值				实际得分	备注
				A	B	C	D		
操作过程	固定灌注	30	确定胃管在胃内后,用胶布固定胃管于鼻翼及面颊部	16	12	8	4～0		
			先注入少量温开水,再注入流质食物或药物,每次灌注完毕,必须反折胃管末端	9	6	3	0		
			注入完毕,再注入少量温开水	5	3	2	1～0		
	处理整理记录	10	将胃管末端抬高反折,用纱布包好,夹紧	3	2	1	1～0		
			用安全别针固定于枕旁	2	1.5	1	0		
			整理床单位,病人取舒适卧位,询问病人有无腹胀等腹部不适感觉,清理用物	3	2	1	1～0		
			记录插管时间、病人反应、饮食的种类和量	2	1.5	1	0		
指导病人		10	告知病人插胃管和鼻饲可能造成的不良反应、操作过程中的不适及配合方法	5	4	3	2～0		
			指导病人在恶心时做深呼吸或吞咽动作、带管过程中的注意事项,避免胃管脱出	5	4	3	2～0		
熟练程度		5	动作稳、准、轻、快,操作熟练	5	4	3	2～0		
总计		100							

不保留灌肠法

一、实训目的与要求

(1)学会不保留灌肠法。

(2)学会与病人沟通,取得合作。

(3)学会关心、体贴病人,维护病人自尊。

二、用物准备

1.大量不保留灌肠法

(1)治疗车上层:治疗盘内备一次性灌肠筒、血管钳、润滑剂、棉签、弯盘、卫生纸、橡胶单、治疗巾、水温计、一次性手套、灌肠液。治疗盘外备手消毒剂。

(2)治疗车下层:便盆及便盆巾,生活垃圾桶,医用垃圾桶。

(3)其他:屏风。

2.小量不保留灌肠法

(1)治疗车上层:治疗盘内备注洗器、灌肠筒、遵医嘱备灌肠液、肛管、温开水(5~10 mL),血管钳、润滑剂、棉签、弯盘、卫生纸、橡胶单、治疗巾、水温计、一次性手套等。治疗盘外备手消毒剂。

(2)治疗车下层:便盆及便盆巾,生活垃圾桶、医用垃圾桶。

(3)其他:屏风。

3.常用灌肠液 "1、2、3"溶液(50%硫酸镁 30 mL、甘油 60 mL、温开水 90 mL),甘油 50 mL 加等量温开水,各种植物油 120~180 mL。溶液温度为 38 ℃。

三、操作沟通范例

19 床,高某,男,39 岁,工人。主诉:间断黑便 1 年。查体:腹软,脐周有压痛,无反跳痛及肌紧张。诊断为结肠息肉。医嘱:肠镜检查,遵医嘱给予肥皂水灌肠。

1.操作前解释

高师傅,您好!我是护士小明,今天下午你要做肠镜检查,检查前需要为您进行灌肠,清洁肠道。您同意灌肠吗?请您不用害怕,我会操作得很轻,请您放心,希望您能配合。

2.操作中指导

高师傅,您现在需要排尿吗?高师傅,请您向左侧卧,双腿屈曲(协助病人取适当体位);请您放松,插管时我的动作会很轻的。很好,您配合得很好,很顺利,管子已插进去了,您有什么不舒服吗?现在开始灌液体了,您会感到腹部有些胀,如有便意,请您张口呼吸,放松腹部肌肉,尽量保证液体灌完,这样做肠镜时会检查得更清楚些。高师傅,请您再坚持一下,很快就结束了(同时观察病人的病情变化)。

3.操作后嘱咐

高师傅,谢谢您的配合。您现在可以取平卧位,保留液体5～10分钟后再排便,便盆、卫生纸在这里,如有便意,请使用,呼叫器就放在您的枕边,如有需要,请按呼叫器,我会及时来看您的,谢谢合作!

四、训练过程

(1)观看录像视频,主讲教师总结操作要领。

(2)主讲教师交代实训要求、注意事项并示教。

(3)指导老师巡视,随时评价并纠正不规范的操作。

(4)集中讲评本次的训练情况。

五、操作流程

1.大量不保留灌肠法

简要流程	操 作 要 点
自身准备	1.素质要求　衣帽整洁,语言柔和,举止端庄。 2.核对　执行单及医嘱,签名
评估	1.病情　意识状态、心理状态、自理能力、排便习惯、排尿情况,对大量不保留灌肠的认知合作程度。 2.治疗　手术、引流管及用药情况。 3.局部　肛周部位皮肤黏膜状况
操作前准备	1.环境　环境安静、整洁,清洁治疗盘、治疗台、治疗车,光线适宜。 2.护士　洗手,戴口罩。 3.用物　按需备齐
操作过程	1.核对解释　备齐用物至床旁,核对床号、姓名及腕带,向病人解释大量不保留灌肠法的目的、作用、操作过程及可能出现的不适,嘱排尿。 2.环境准备　关闭门窗,调节室温,屏风遮挡,请无关人员回避。 3.安置体位　取左侧卧位,双腿屈膝,脱裤至膝部,臀部移至床边。 4.垫巾,保暖　铺橡胶单和治疗巾于臀下,弯盘和治疗碗置于臀边,遮盖病人,只暴露臀部。

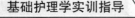

续表

简要流程	操 作 要 点
操作过程	5.挂筒调距　检查并打开一次性灌肠筒,戴一次性手套,将灌肠筒挂于输液架上,筒内液面高度距肛门不超过 30 cm。 6.连管润滑　连接肛管,润滑肛管前端。 7.排气,夹管　倒入灌肠液,排尽管内空气,关闭开关。 8.插管,灌液 (1)插管固定:一手分开臀部,显露肛门,嘱病人深呼吸,另一手将肛管插入直肠7～10 cm,固定肛管。 (2)灌液观察:松开调节器,使液体缓慢流入直肠,密切观察筒内液面下降情况和病人反应。 ①如液面停止下降,可移动肛管或挤捏肛管,使堵塞管口的粪块脱落。 ②如病人有便意或腹胀,可嘱病人张口呼吸并降低灌肠筒高度,使流速放慢。 ③如病人出现脉速、面色苍白、出冷汗、剧烈腹痛、心慌气促,应立即停止灌肠,通知医生,及时处理。 9.拔管,记录 (1)拔管:灌肠液即将流尽时夹闭延长管,用卫生纸包肛管轻轻拔出,放入弯盘,擦净肛门,脱一次性手套,将弯盘移至治疗车下。 (2)排便:协助病人穿好衣裤,恢复舒适体位,嘱尽量保留5～10分钟后再排便。 (3)观察:询问病人有无胃肠道不适及便意,观察大便性状,必要时留取标本送检。 (4)便后:排便后擦净肛门,取出便盆(盖上便盆巾)、橡胶单及治疗巾,协助病人穿裤
操作结束	1.整理　安置病人于舒适卧位,整理床单位,去屏风,开门窗。 2.用物处理　妥善处理或按医院规定处理。 3.洗手,记录　洗手,脱口罩,记录灌肠结果及病人反应

2.小量不保留灌肠法

简要流程	操 作 要 点
自身准备	1.素质要求　衣帽整洁,语言柔和,举止端庄。 2.核对　执行单及医嘱,签名
评估	1.病情　意识状态、心理状态、自理能力、排便习惯、排尿情况,对小量不保留灌肠的认知合作程度。 2.治疗　手术、引流管及用药情况。 3.局部　肛周部位皮肤黏膜状况
操作前准备	1.环境　环境安静、整洁,清洁治疗盘、治疗台、治疗车,光线适宜。 2.护士　洗手,戴口罩。 3.用物　按需备齐

续表

简要流程	操作要点
操作过程	1.核对解释 备齐用物至床旁,核对床号、姓名及腕带,向病人解释小量不保留灌肠法的目的、作用、操作过程及可能出现的不适,嘱排尿。 2.环境准备 关闭门窗,调节室温,屏风遮挡,请无关人员回避。 3.病人准备 取左侧卧位,双腿屈膝,脱裤至膝部,臀部移至床边。 4.抽吸药液 戴一次性手套,用注洗器抽吸溶液。 5.润管排气 注洗器接肛管末端,润滑肛管前端,排尽管内气体,夹紧肛管。 6.插入肛管 一手分开臀部,显露肛门,嘱病人深呼吸,插管入直肠 7~10 cm,放开管夹。 7.缓慢注液 固定肛管,松开血管钳,缓慢灌入液体,注毕夹管,取下注洗器再吸入溶液,松夹后再灌注。如此反复,直至溶液注完。 8.注温开水 注入温开水 5~10 mL,抬高肛管末端,使管内液体全部流入。 9.拔出肛管 夹闭橡胶管,用卫生纸包管,轻轻拔管,放入弯盘,擦净肛门,脱一次性手套,弯盘移至护理车下
操作结束	1.整理 安置病人于舒适卧位,整理床单位,去屏风,开门窗。 2.用物处理 妥善处理或按医院规定处理。 3.洗手,记录 洗手,脱口罩,记录灌肠结果及病人反应

六、注意事项

(一)大量不保留灌肠法

(1)保护病人自尊,尽可能减少病人的肢体暴露,并防止着凉。

(2)根据医嘱及评估结果,准确掌握灌肠溶液的温度、浓度、流速、压力和液量。为伤寒病人灌肠时,溶液量不得超过 500 mL,压力要低,即液面距肛门不得超过 30 cm;肝性脑病病人禁用肥皂水灌肠,以减少氨的产生和吸收;充血性心力衰竭和水钠潴留的病人,禁用 0.9%氯化钠溶液灌肠,减少钠的吸收。

(3)灌肠过程中注意观察病情,若病人出现面色苍白、出冷汗、剧烈腹痛、脉速、心慌气急,应立即停止灌肠,并及时通知医生进行处理。

(4)降温灌肠时,应保留 30 分钟后再排出,排便后隔 30 分钟再测量体温并记录。

(5)禁忌证:妊娠、急腹症、严重心血管疾病、消化道出血等病人,禁忌灌肠。

(二)小量不保留灌肠法

(1)灌肠时插管深度为 7~10 cm,压力宜低,灌肠液注入的速度不得过快。

(2)每次抽吸灌肠液时应夹紧肛管末端,防止空气进入肠道,引起腹胀。

七、思考与练习

(1)大、小量不保留灌肠法灌肠溶液的种类和温度。

(2)大量不保留灌肠的禁忌证。

八、自我评价

(1)学习态度:认真□ 较认真□ 不认真□

(2)沟通效果:有效□ 较有效□ 效果差□

(3)熟练程度:熟练□ 较熟练□ 不熟练□

(4)学习效果:＿＿＿＿＿＿＿＿＿＿＿＿＿＿＿＿＿＿＿＿

(5)成功之处:＿＿＿＿＿＿＿＿＿＿＿＿＿＿＿＿＿＿＿＿

(6)不足之处:＿＿＿＿＿＿＿＿＿＿＿＿＿＿＿＿＿＿＿＿

(7)如何改进:＿＿＿＿＿＿＿＿＿＿＿＿＿＿＿＿＿＿＿＿

九、老师评价

达标□ 部分达标□ 不达标□

评语:＿＿＿＿＿＿＿＿＿＿＿＿＿＿＿＿＿＿＿＿＿＿＿＿＿＿

实训日期＿＿＿＿＿＿ 实训时数＿＿＿＿＿＿ 实训地点＿＿＿＿＿＿

考试日期＿＿＿＿＿＿ 学生签名＿＿＿＿＿＿ 教师签名＿＿＿＿＿＿

附:大量不保留灌肠法考核评分标准

项目	项目总分	操作要求	评分等级及分值				实际得分	备注
			A	B	C	D		
仪表	5	工作衣、帽、鞋穿戴整齐,洗手,戴口罩	5	4	3	2~0		
准备	14	评估病人意识,自理能力,理解合作程度,有无禁忌证	5	4	3	2~0		
		备齐用物,放置合理	4	3	2	1~0		
		溶液的量、温度适宜	5	4	3	2~0		
操作过程	57	核对病人,做好解释	4	3	2	1~0		
		关门窗,屏风遮挡	3	2	1	0		
		病人卧位正确	3	2	1	0		
		臀下铺巾,置弯盘	3	2	1	0		

续表

项目	项目总分	操作要求	评分等级及分值				实际得分	备注
			A	B	C	D		
操作过程	57	灌肠筒高度适宜	5	4	3	2～0		
		润滑肛管前端	3	2	1	0		
		溶液不沾湿床单	4	3	2	1～0		
		排气时排出液量适宜	3	2	1	0		
		插管动作轻,手法正确	5	4	3	2～0		
		肛管插入深度适宜	5	4	3	2～0		
		观察病人反应并做指导	5	4	3	2～0		
		观察溶液流入情况,对流入不畅的情况处理方法正确	6	4	2	1～0		
		拔管方法正确,无回流	4	3	2	1～0		
		肛管妥善放置	4	3	2	1～0		
操作后	9	安置病人于舒适卧位	3	2	1	0		
		整理床单位,妥善处理用物	3	2	1	0		
		洗手,记录	3	2	1	0		
护患沟通	10	关心尊重病人,护患沟通良好,病人能理解合作	10	8	6	4～0		
熟练程度	5	动作轻稳,有条不紊	5	4	3	2～0		
总计	100							

附:小量不保留灌肠法考核评分标准

项目	项目总分	操作要求	评分等级及分值				实际得分	备注
			A	B	C	D		
仪表	5	工作衣、帽、鞋穿戴整齐,洗手,戴口罩	5	4	3	2～0		
准备	14	评估病人:意识,自理能力,理解合作程度,有无禁忌证	5	4	3	2～0		
		备齐用物,放置合理	4	3	2	1～0		
		溶液的量、温度适宜	5	4	3	2～0		

续表

项目	项目总分	操作要求	评分等级及分值				实际得分	备注
			A	B	C	D		
操作过程	57	核对病人,做好解释	4	3	2	1~0		
		关门窗,屏风遮挡	3	2	1	0		
		病人卧位正确	3	2	1	0		
		臀下铺巾,置弯盘	3	2	1	0		
		用注洗器抽吸药液,连接肛管	5	4	3	2~0		
		润滑肛管前端,排气,夹紧	6	4	2	1~0		
		溶液不沾湿床单	4	3	2	1~0		
		排气时排出液量适宜	3	2	1	0		
		插管动作轻,手法正确	5	4	3	2~0		
		肛管插入深度适宜	5	4	3	2~0		
		观察病人反应并做指导	5	4	3	2~0		
		抽吸灌肠液时应夹紧肛管,防止空气进入肠道	3	2	1	0		
		拔管方法正确,无回流	4	3	2	1~0		
		肛管妥善放置	4	3	2	1~0		
操作后	9	安置病人于舒适卧位	3	2	1	0		
		整理床单位,妥善处理用物	3	2	1	0		
		洗手,记录	3	2	1	0		
护患沟通	10	关心尊重病人,护患沟通良好,病人能理解合作	10	8	6	4~0		
熟练程度	5	动作轻稳,有条不紊	5	4	3	2~0		
总计	100							

实训十八　保留灌肠法

一、实训目的与要求

(1)学会保留灌肠法。

(2)学会与病人沟通,取得合作。

(3)学会关心、体贴病人,维护病人自尊。

二、用物准备

(1)治疗盘内备:一次性灌肠包,量杯,温开水(5～10 mL),灌肠液,止血钳,润滑剂,卫生纸,橡胶单,治疗巾。

(2)其他:便盆和便盆巾,屏风,输液架,护理模型。

(3)常用灌肠液:药物及剂量遵医嘱准备,灌肠溶液量不超过200 mL。溶液温度为38 ℃。镇静用10%水合氯醛;肠道抗感染用2%小檗碱、0.5%～1%新霉素或其他抗生素溶液。

三、操作沟通范例

5床,钱某,女,48岁,教师。主诉:腹痛、腹泻伴里急后重1个月。查体:腹部有轻度压痛,无反跳痛及肌紧张,肠鸣音亢进。诊断为慢性细菌性痢疾。医嘱:0.5%新霉素保留灌肠。

1.操作前解释

钱阿姨,您好!我是护士小孙,因为您肠道有炎症,现在需要用抗生素溶液为您灌肠。不用担心,操作的过程中我会尽量轻柔一点,请您放心。希望您能配合,好吗?

2.操作中指导

钱阿姨,您现在需要排便、排尿,以便于待会药液能够更好地保留在体内,达到治疗目的。钱阿姨,请您向左侧卧位,双腿屈曲(协助病人取适当体位)。钱阿姨,请您放松,插管时我会很轻的。很好,您配合得很好,很顺利,管子已经插进去了,您有什么不舒服吗?现在开始灌液体了,可能腹部会有些膨胀感,您可以做张口呼吸,尽量放松腹部肌肉。钱阿姨,请您再坚持一下,很快就结束了(同时观察病人的病情变化)。

3.操作后嘱咐

钱阿姨,谢谢您的配合,您现在可以取平卧位,保留液体1小时以上,呼叫器就放在您的枕边,如有需要,请按呼叫器,我会及时来看您的,谢谢您的合作!

四、训练过程

(1)观看录像视频,主讲教师总结操作要点。

(2)主讲教师讲解实训要求与注意事项。全班同学分为两个大组,指导老师分组示教,示教结束,每个大组中3～4人组成一个合作小组,学生互做角色扮演,练习保留灌肠法操作步骤。

(3)指导老师巡视,随时评价并纠正不规范的操作。

(4)集中讲评本次的训练情况。

五、操作流程

简要流程	操作要点
自身准备	1.素质要求　衣帽整洁,语言柔和,举止端庄。 2.核对　执行单及医嘱,签名
评估	1.病情　意识状态、心理状态、自理能力、排便习惯、排尿情况,对保留灌肠的认知合作程度。 2.治疗　手术、引流管及用药情况。 3.局部　肛周部位皮肤黏膜状况
操作前准备	1.环境　环境安静、整洁,清洁治疗盘、治疗台、治疗车,光线适宜。 2.护士　洗手,戴口罩。 3.用物　按需备齐
操作过程	1.核对解释　备齐用物至床旁,核对床号、姓名及腕带,向病人解释保留灌肠法的目的、作用、操作过程及可能出现的不适,嘱排便、排尿。 2.环境准备　关闭门窗,调节室温,屏风遮挡,请无关人员回避。 3.安置体位　根据病情选择左侧卧位。 4.脱裤垫巾　协助病人脱裤至膝部,双腿屈膝,臀部移至床边,用小垫枕将臀部抬高10 cm,将橡胶单和治疗巾或一次性尿布垫于臀下,弯盘置臀边。 5.润管排气　接肛管末端,润滑肛管前端,排尽管内气体,夹紧。 6.插入肛管　一手分开臀部,显露肛门,嘱病人深呼吸,另一手插管入直肠15～20 cm,放开管夹。 7.缓慢注液　固定肛管,松开血管钳,缓慢灌入液体,注毕夹管,取下注洗器再吸入溶液,松夹后再灌注。如此反复,直至溶液注完。 8.注温开水　注入温开水5～10 mL,抬高肛管末端,使管内液体全部流入。

续表

简要流程	操 作 要 点
操作过程	9.拔出肛管 夹闭肛管,用卫生纸包管,轻轻拔管,放入弯盘,擦净肛门,脱手套,弯盘移至护理车下。 10.嘱咐:嘱病人尽可能保留药液在1小时以上
操作结束	1.整理 安置病人于舒适卧位,整理床单位,去屏风,开门窗。 2.用物处理 妥善处理或按医院规定处理。 3.洗手,记录 洗手,脱口罩,记录灌肠时间,灌肠液名称、量,病人的反应

六、注意事项

(1)了解灌肠目的和病变部位,以确定病人的卧位和插入肛管的深度。

(2)肠道抗感染以晚上睡觉前灌肠为宜,因为此时活动减少,药液易于保留吸收。

(3)慢性细菌性痢疾,病变部位多在直肠或乙状结肠,取左侧卧位。阿米巴痢疾病变多在回盲部,取右侧卧位,以提高疗效。

(4)抬高臀部10 cm,防止药液溢出。

(5)灌肠前,应嘱病人排便。肛管要细,插管要深,液量不宜过多,压力要低,灌入速度宜慢,使灌入药液能保留较长时间,利于肠黏膜充分吸收。

(6)肛门、直肠、结肠手术病人及大便失禁病人,不宜做保留灌肠。

七、思考与练习

(1)哪些病人不适宜做保留灌肠?

(2)一般情况保留灌肠时,肛管插入直肠的深度是多少厘米?

八、自我评价

(1)学习态度:认真□ 较认真□ 不认真□

(2)沟通效果:有效□ 较有效□ 效果差□

(3)熟练程度:熟练□ 较熟练□ 不熟练□

(4)学习效果:＿＿＿＿＿＿＿＿＿＿＿＿＿＿＿＿＿＿＿

(5)成功之处:＿＿＿＿＿＿＿＿＿＿＿＿＿＿＿＿＿＿＿

(6)不足之处:＿＿＿＿＿＿＿＿＿＿＿＿＿＿＿＿＿＿＿

(7)如何改进:＿＿＿＿＿＿＿＿＿＿＿＿＿＿＿＿＿＿＿

九、老师评价

达标□ 部分达标□ 不达标□

评语：_____

实训日期_____　实训时数_____　实训地点_____

考试日期_____　学生签名_____　教师签名_____

附:保留灌肠法考核评分标准

项目	项目总分	操 作 要 求	评分等级及分值 A	B	C	D	实际得分	备注
仪表	5	工作衣、帽、鞋穿戴整齐,洗手,戴口罩	5	4	3	2～0		
准备	14	评估病人意识,自理能力,理解合作程度,有无禁忌证	5	4	3	2～0		
		备齐用物,放置合理	4	3	2	1～0		
		溶液的量、温度适宜	5	4	3	2～0		
操作过程	57	核对病人,做好解释	4	3	2	1～0		
		关门窗,屏风遮挡	3	2	1	0		
		体位正确,臀部抬高10 cm	3	2	1	0		
		臀下铺巾,置弯盘	3	2	1	0		
		吸溶液,连接肛管,润滑肛管,夹紧	5	4	3	2～0		
		排尽空气(方法正确,不湿衣单、地面)	6	2	1	0		
		插管手法正确、动作轻	4	3	2	1～0		
		肛管插入深度适宜(15～20 cm)	3	2	1	0		
		液面距肛门高度适宜(≤30 cm,或缓慢灌入)	5	4	3	2～0		
		注入温开水5～10 mL,冲管	5	4	3	2～0		
		拔管方法正确,无滴液	5	4	3	2～0		
		擦净肛门,轻按揉	3	2	1	0		
		嘱病人忍耐,保留1 h以上	4	3	2	1～0		
		肛管放置妥当	4	3	2	1～0		
操作后	9	安置病人于舒适卧位	3	2	1	0		
		整理床单位,妥善处理用物	3	2	1	0		
		洗手,记录	3	2	1	0		
护患沟通	10	关心尊重病人,护患沟通良好,病人能理解合作	10	8	6	4～0		

项目	项目总分	操作要求	评分等级及分值				实际得分	备注
			A	B	C	D		
熟练程度	5	动作轻稳,有条不紊	5	4	3	2~0		
总计	100							

肛管排气法

一、实训目的与要求

(1)学会肛管排气法。
(2)学会与病人沟通,取得合作。
(3)学会关心、体贴病人,维护病人自尊。

二、用物准备

(1)治疗盘内备:肛管,玻璃接管,橡胶管,玻璃瓶(内盛清水3/4满,瓶口系带)。
(2)治疗盘外备:润滑油,棉签,胶布,别针,卫生纸,弯盆,一次性手套。
(3)其他:屏风、护理模型。

三、操作沟通范例

5床,杜某,男,60岁,工人。肠道手术后发生严重腹胀。查体:腹部膨隆,叩诊呈鼓音,腹胀,痉挛性疼痛,呃逆,肛门排气过多。医嘱:肛管排气。

1.操作前解释

核对床头卡,询问病人姓名和查看腕带。杜伯伯,您好!我是护士小张,因为您肠道内积存了大量的气体,所以我现在要为您进行肛管排气,好吗?不用害怕,操作时我会轻一点的,请您放心,希望您能配合我,好吗?

2.操作中指导

核对床头卡,再次询问病人姓名和查看腕带。杜伯伯,您现在需要排尿吗?杜伯伯,请您向左侧卧(协助病人取适当体位);杜伯伯,请您放松,插管时我会轻一点的,您可以做张口呼吸。很好,您配合得很好,很顺利,管子已经插进去了,您有什么不舒服吗?(同时观察病人的反应)杜伯伯,您感觉好点了吗?我现在要把肛管拔出来,因为肛管保留时间不能超过20分钟。(同时观察病人的反应)

3.操作后嘱咐

杜伯伯,谢谢您的配合,您现在可以取平卧位,间隔1小时后我再来为您进行插管,排出肠道内剩余积存的气体;杜伯伯,呼叫器就放在您的枕边,如果有什么需要,请您按呼叫器,我会及时来看您的,谢谢您的合作!

四、训练过程

(1)观看录像视频,主讲教师讲解操作要点。

(2)主讲教师交代实训要求与注意事项。全班同学分为两个大组,指导老师分组示教,示教结束,每个大组中3~4人组成一个合作小组,学生互做角色扮演,在护理模型上练习肛管排气。

(3)指导老师巡视,随时评价并纠正不规范的操作。

(4)集中讲评本次的训练情况。

五、操作流程

简要流程	操作要点
自身准备	1.素质要求　衣帽整洁,语言柔和,举止端庄。 2.核对　执行单及医嘱,签名
评估	1.病情　意识状态、心理状态、自理能力、排便习惯、排尿情况,对肛管排气的认知合作程度。 2.治疗　手术、引流管及用药情况。 3.局部　肛周部位皮肤黏膜状况
操作前准备	1.环境　环境安静、整洁,清洁治疗盘、治疗台、治疗车,光线适宜。 2.护士　洗手,戴口罩。 3.用物　按需备齐
操作过程	1.核对解释　备齐用物至床旁,核对床号、姓名及腕带,向病人解释肛管排气的目的、作用、操作过程及可能出现的不适,嘱排尿。 2.环境准备　关闭门窗,调节室温,屏风遮挡,请无关人员回避。 3.安置体位　协助病人取左侧卧位,注意遮盖。 4.脱裤垫巾　协助病人脱裤至膝部,双腿屈膝,臀部移至床边。 5.系瓶连管　玻璃瓶系于床边,将橡胶管一端插入玻璃瓶液面下,另一端与肛管相连。 6.润管排气　戴一次性手套,润滑肛管前端。 7.插入肛管　一手分开臀部,显露肛门,嘱病人深呼吸,另一手插管入直肠15~18 cm。 8.固定肛管　用胶布交叉固定肛管于臀部,将橡胶管留出足够长度,用别针固定在床单上。 9.观察处理　观察排气情况,如排气不畅,帮助病人更换体位或按摩腹部。 10.拔出肛管　保留肛管不超过20分钟,用卫生纸包管,轻轻拔管,放入弯盘,擦净肛门,脱一次性手套,弯盘移至护理车下

续表

简要流程	操 作 要 点
操作结束	1.整理　安置病人于舒适卧位,询问病人腹胀是否减轻,整理床单位,清理用物。 2.用物处理　妥善处理或按医院规定处理。 3.洗手,记录　洗手,脱口罩,记录排气时间及效果,病人的反应

六、注意事项

(1)插管时连接肛管的橡胶管末端应置于玻璃瓶内的液面下,以防止外界空气进入直肠而加重腹胀。

(2)肛管保留时间一般不超过 20 分钟,因为保留时间过长会减弱肛门括约肌反应,甚至导致肛门括约肌永久性松弛,必要时可间隔数小时后重复肛管排气。

七、思考与练习

(1)肛管保留时间一般不超过多少分钟?为什么?

(2)行肛管排气,该如何判断排气是否通畅?

八、自我评价

(1)学习态度:认真□　较认真□　不认真□

(2)沟通效果:有效□　较有效□　效果差□

(3)熟练程度:熟练□　较熟练□　不熟练□

(4)学习效果:_____

(5)成功之处:_____

(6)不足之处:_____

(7)如何改进:_____

九、老师评价

达标□　部分达标□　不达标□

评语:_____

实训日期_____　实训时数_____　实训地点_____

考试日期_____　学生签名_____　教师签名_____

附:肛管排气法考核评分标准

项目	项目总分	操 作 要 求	评分等级及分值				实际得分	备注
			A	B	C	D		
仪表	5	工作衣、帽、鞋穿戴整齐,洗手,戴口罩	5	4	3	2~0		
操作前准备	10	评估病人意识、自理能力、腹胀情况,肛门皮肤黏膜情况	6	4	2	1~0		
		备齐用物,放置合理	4	3	2	1~0		
操作过程	60	核对病人,做好解释,取得合作	5	4	3	2~0		
		关闭门窗,屏风遮挡	3	2	1	0		
		取合适体位,注意保暖	5	4	3	2~0		
		系瓶于床缘,连接橡胶管	4	3	1	1~0		
		润滑肛管前端	5	4	3	2~0		
		插管动作轻柔,手法正确	6	4	2	1~0		
		肛管插入深度适宜	5	4	3	2~0		
		固定肛管,留出足够翻身长度	5	4	3	2~0		
		观察排气情况	4	3	2	1~0		
		如排气不畅能正确处理	5	4	3	2~0		
		保留时间不超过20分钟	5	4	3	2~0		
		拔管方法正确	4	3	2	1~0		
		肛管妥善放置	4	3	2	1~0		
操作后	10	协助病人穿裤,安置适合体位,整理床单位	5	4	3	2~0		
		用物正确处理	5	4	3	2~0		
护患沟通	10	操作中能与病人良好沟通,病人能理解并能配合操作	10	8	6	4~0		
熟练程度	5	动作轻巧,有条不紊	5	4	3	2~0		
总计	100							

导尿术

一、实训目的与要求

(1)掌握男、女病人导尿术。

(2)学会与病人沟通,取得合作。

(3)操作中严格执行无菌操作原则,学会关心、体贴病人,维护其自尊。

二、用物准备

(1)一次性导尿包内有:导尿管一根、石蜡棉片 1 袋、碘伏棉片 2 袋、无菌手套、注射器、塑料试管、引流袋、吸塑盘、塑料镊子、纱布、洞巾。

(2)其他:无菌手套 1 副,消毒溶液,小橡胶单和治疗巾 1 套,浴巾 1 条,便盆,屏风,治疗车。若为男病人导尿,需备无菌纱布。

(3)护理模型。

三、操作沟通范例

5 床,张某,女,26 岁,老师,于当日 23:00 顺利分娩一男婴,至次日 09:00 未排尿。主诉:下腹部胀痛难忍,排尿困难。查体:耻骨上膨隆,扪及囊性包块,叩诊呈实音,有压痛。经其他措施处理无效。医嘱:导尿术。

1.操作前解释

(核对床头卡,5 床,张某。到病人的右侧。)您好!能告诉我您的床号和姓名吗?张老师,我是您的责任护士小王,您觉得腹胀,小便解不出来,是吗?所以现在需要遵医嘱给您导尿,解除您的痛苦,好吗?不用担心,我操作时会尽量轻一些的,现在希望您能配合我,您自己清洗一下会阴部,以防止感染,好吗?

2.操作中指导

张老师,请您平卧,两腿屈膝分开,臀部稍抬高一点,我给您垫上橡胶单和治疗巾,我先帮您消毒,消毒液有点凉,请您坚持一下。张老师,现在我要在您的会阴部及两腿间铺上无菌巾,并为您进行再次消毒,请您不要动,好吗?张老师,现在开始插导尿管了,我会轻柔一点的,但仍会有一点点胀的感觉,请您放松,张口呼吸,坚持一会就好了。张老师,您配合得很好,很顺利,导尿管插进去了,尿液已经流出来了,您感到轻松舒服些了吗？张老师,尿液已导完,我现在要把导尿管拔出来,拔管时也会有点胀,不过很快就会好了。请您再抬一下臀部,我整理好用物了,我把被子给您盖上。谢谢您的配合。

3.操作后嘱咐

张老师,现在舒服多了,是吗？那还有什么需要吗？呼叫器就放在您的枕边,如有需要,请按呼叫器,我会及时来看您的,谢谢您的配合！

四、训练过程

（1）观看录像视频,主讲教师总结操作要点。

（2）主讲教师讲解实训要求与注意事项。全班同学分为两个大组,指导老师分组示教,示教结束,每个大组中 3～4 人组成一个合作小组,学生在护理模型上进行导尿操作。

（3）指导老师巡视,随时评价并纠正不规范的操作。

（4）集中讲评本次的训练情况。

五、操作流程

1.女病人导尿术

简要流程	操作要点
自身准备	1.素质要求　衣帽整洁,语言柔和,举止端庄。 2.核对　执行单及医嘱,签名
评估	1.病情　意识状态、心理状态、自理能力,对导尿术的认知合作程度。 2.治疗　手术、引流管及用药情况。 3.局部　膀胱充盈程度,会阴部皮肤黏膜状况
操作前准备	1.环境　环境安静、整洁,清洁治疗盘、治疗台、治疗车,光线适宜。 2.护士　洗手,戴口罩。 3.用物　按需备齐
操作过程	1.核对解释　备齐用物至床旁,核对床号、姓名及腕带,解释导尿术的目的、作用、操作过程及可能出现的不适,便盆放在床尾或床旁椅上,打开便盆巾。 2.环境准备　关闭门窗,调节室温,屏风遮挡,请无关人员回避。 3.病人准备 (1)清洗外阴:协助病人清洗外阴。 (2)安置卧位:松开一侧床尾盖被并折向对侧,协助病人脱去对侧裤腿,盖在近侧腿上并盖上浴巾,对侧腿用盖被遮盖;取屈膝仰卧位,两腿略外展,暴露外阴。

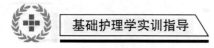

简要流程	操作要点
操作过程	**4.初步消毒** (1)垫巾打包:铺橡胶单和治疗巾于臀下,置弯盘和治疗碗于近会阴处,消毒双手,核对检查并打开导尿包,取出初步消毒外阴用物放于近会阴处。 (2)初步消毒:左手戴手套,右手持血管钳夹取棉球消毒外阴,顺序:大腿内侧1/3处→阴阜→大阴唇→左手拇、示指分开大阴唇,消毒小阴唇及尿道口到肛门(消毒顺序自上而下,由外至内,每个棉球只用1次)。污棉球放于弯盘中,脱手套,置弯盘和治疗碗于床尾。 **5.打开导尿包,排序** (1)打开导尿包:手消毒后,检查无菌导尿包,置于病人两腿之间,按无菌要求打开导尿包。 (2)铺洞巾:戴手套,铺洞巾于病人的外阴处,暴露会阴部,使洞巾与导尿包内层形成无菌区。 (3)连接:将导尿管和引流袋的引流管连接。 (4)润滑:取出导尿管,润滑导尿管前端。 (5)排序:按操作顺序排列好用物,避免跨越无菌区域。 **6.再次消毒** (1)再次消毒:将盛有消毒棉球的弯盘移近外阴处,左手拇指与示指分开并固定小阴唇,右手持镊子夹取消毒棉球依次消毒尿道口→两侧小阴唇→尿道口(消毒顺序自上而下,由内至外再由外至内)。 (2)污物处理:污棉球、弯盘、镊子放于床尾。 **7.插管导尿** (1)插管:左手继续固定小阴唇,嘱病人张口呼吸,右手用血管钳持导尿管插入尿道4～6 cm,见尿后再插入5～7 cm。 (2)导尿:打开导尿管夹子,将尿液引流到引流袋,如需做尿培养,用无菌标本瓶接取中段尿约5 mL,观察尿液,盖好瓶盖后继续放尿。 **8.拔管观察** (1)拔管:导尿毕,拔出导尿管放于弯盘内。 (2)撤去洞巾,擦净外阴,整理导尿用物,弃于医疗垃圾桶内,撤病人臀下的橡胶单和治疗巾放于治疗车下层,脱去手套,消毒双手,协助穿裤,撤去屏风,打开门窗。 (3)观察:询问病人感受,观察病情及尿道口的情况
操作结束	1.整理　安置病人于舒适卧位,整理床单位。 2.用物处理　妥善处理或按医院规定处理。 3.洗手,记录　洗手,脱口罩,记录尿量、性状及病人反应,标本上贴上标签及时送检

2.男病人导尿术

简要流程	操 作 要 点
自身准备	1.素质要求　衣帽整洁,语言柔和,举止端庄。 2.核对　执行单及医嘱,签名
评估	1.病情　意识状态、心理状态、自理能力,对导尿术的认知合作程度。 2.治疗　手术、引流管及用药情况。 3.局部　膀胱充盈程度,会阴部皮肤黏膜状况
操作前准备	1.环境　环境安静、整洁,清洁治疗盘、治疗台、治疗车,光线适宜。 2.护士　洗手,戴口罩。 3.用物　按需备齐
操作过程	1.核对解释　备齐用物至床旁,核对床号、姓名及腕带,解释导尿术的目的、作用、操作过程及可能出现的不适,便盆放床尾或床旁椅上,打开便盆巾。 2.环境准备　关闭门窗,调节室温,屏风遮挡,请无关人员回避。 3.病人准备 (1)清洗外阴:协助病人清洗外阴。 (2)安置卧位:松开一侧床尾盖被并折向对侧,协助病人脱去对侧裤腿,盖在近侧腿上并盖上浴巾,对侧腿用盖被遮盖;协助病人仰卧,两腿伸直略分开外展,暴露阴茎。 4.初步消毒 (1)垫巾,打开导尿包:铺橡胶单和治疗巾于臀下,置弯盘和治疗碗于近会阴处,消毒双手,核对检查并打开导尿包,取出初步消毒外阴用物放于近会阴处。 (2)初步消毒:左手戴手套,右手持血管钳夹取棉球消毒外阴,顺序:阴阜→阴茎→阴囊→戴手套的手垫无菌纱布将包皮向后推→尿道口→龟头→冠状沟。(消毒顺序自上而下,由外至内,每个棉球只用1次)。污棉球放于弯盘中,脱手套,置弯盘和治疗碗于床尾。 5.打开导尿包,排序 (1)打开导尿包:手消毒后,检查无菌导尿包,置于病人两腿之间,按无菌要求打开导尿包。 (2)铺巾:戴无菌手套,铺洞巾于病人的外阴处,暴露会阴部,使洞巾与导尿包内层形成无菌区。 (3)连接:将导尿管和引流袋的引流管连接。 (4)润滑:取出导尿管,润滑导尿管前端。 (5)排序:按操作顺序排列好用物,避免跨越无菌区域。 6.再次消毒 (1)再次消毒:将盛有消毒棉球的弯盘移近外阴处,左手用无菌纱布包裹阴茎,提起阴茎与腹壁成60°角,将包皮向后推,暴露尿道口,消毒尿道口→龟头→冠状沟数次(消毒顺序自上而下,由内至外再由外至内)。

续表

简要流程	操作要点
操作过程	(2)污物处理:污棉球、弯盘、镊子放于床尾。 7.插管导尿 (1)插管:左手继续固定阴茎,嘱病人张口呼吸,右手用血管钳持导尿管插入尿道20~22 cm,见尿后再插入5~7 cm。 (2)导尿:打开导尿管夹子,将尿液引流到引流袋,如需做尿培养,用无菌标本瓶接取中段尿约5 mL,观察尿液,盖好瓶盖后继续放尿。 8.拔管观察 (1)拔管:导尿毕,关闭导尿管夹子,拔出导尿管放于弯盘内。 (2)撤去洞巾,擦净外阴,整理导尿用物,弃于医疗垃圾桶内,撤病人臀下的橡胶单和治疗巾放于治疗车下层,脱去手套,消毒双手,协助穿裤,撤去屏风,打开门窗。 (3)观察:询问病人感受,观察病情及尿道口的情况
操作结束	1.整理　安置病人于舒适卧位,整理床单位。 2.用物处理　妥善处理或按医院规定处理。 3.洗手,记录　洗手,脱口罩,记录尿量、性状及病人反应,标本上贴上标签,及时送检

六、注意事项

(1)用物必须严格灭菌,执行无菌操作,预防尿路感染。

(2)耐心解释,保护病人自尊,用围帘或屏风遮挡病人。

(3)选择光滑、粗细适宜的导尿管,插管动作轻柔,避免损伤尿道黏膜。

(4)消毒外阴及尿道口的棉球每个限用一次。

(5)为女病人导尿时,若导尿管误入阴道应立即更换导尿管,重新插入。

(6)对膀胱高度膨胀且极度虚弱的病人,第一次放尿不应超过1000 mL,因为大量放尿,可使腹腔内压力突然降低,大量血液滞留于腹腔血管内,引起病人血压突然下降,导致虚脱;另外,膀胱突然减压,可引起膀胱黏膜急剧充血,发生血尿。

七、思考与练习

(1)对膀胱高度膨胀且极度虚弱的病人,为什么第一次放尿不应超过1000 mL?

(2)女病人导尿时初步消毒外阴的顺序。

八、自我评价

(1)学习态度:认真□　较认真□　不认真□

(2)沟通效果:有效□　较有效□　效果差□

(3)熟练程度:熟练□　较熟练□　不熟练□

(4)学习效果:＿＿＿＿＿＿＿＿＿＿＿＿＿＿＿＿＿＿＿＿＿＿＿＿

(5)成功之处:＿＿＿＿＿＿＿＿＿＿＿＿＿＿＿＿＿＿＿＿＿＿＿＿

(6)不足之处:＿＿＿＿＿＿＿＿＿＿＿＿＿＿＿＿＿＿＿＿＿＿＿＿

(7)如何改进:＿＿＿＿＿＿＿＿＿＿＿＿＿＿＿＿＿＿＿＿＿＿＿＿

九、老师评价

达标□　部分达标□　不达标□

评语:＿＿＿＿＿＿＿＿＿＿＿＿＿＿＿＿＿＿＿＿＿＿＿＿＿＿＿＿＿

实训日期＿＿＿＿＿＿＿　实训时数＿＿＿＿＿＿＿　实训地点＿＿＿＿＿＿＿

考试日期＿＿＿＿＿＿＿　学生签名＿＿＿＿＿＿＿　教师签名＿＿＿＿＿＿＿

附:导尿术考核评分标准

项目	项目总分	操 作 要 求	评分等级及分值				实际得分	备注
			A	B	C	D		
仪表	5	工作衣、帽、鞋穿戴整齐,修剪指甲,洗手,戴口罩	5	4	3	2~0		
准备	10	评估病人意识、自理能力、膀胱充盈度、理解合作程度	5	4	3	2~0		
		备齐用物,放置合理	5	4	3	2~0		
操作过程	66	核对病人,做好解释	4	3	2	1~0		
		关门窗,屏风遮挡	4	3	2	1~0		
		术者位置及病人卧位正确	3	2	1	0		
		臀下铺巾,注意保暖	3	2	1	0		
		擦洗外阴方法、顺序正确	6	4	2	1~0		
		打开导尿包不污染,放置正确	4	3	2	1~0		
		正确使用无菌持物钳	4	3	2	1~0		
		戴手套方法正确,不污染	5	4	3	2~0		

续表

项目	项目总分	操 作 要 求	评分等级及分值 A	评分等级及分值 B	评分等级及分值 C	评分等级及分值 D	实际得分	备注
操作过程	66	铺洞巾方法正确	4	3	2	1~0		
		整理物品,放置有序	4	3	2	1~0		
		润滑导尿管	3	2	1	0		
		消毒外阴方法步骤正确	8	6	4	2~0		
		插管方法、长度适宜	8	6	4	2~0		
		固定导尿管,留尿标本方法正确	3	2	1	0		
		拔管后擦净外阴	3	2	1	0		
操作后	9	安置病人于舒适卧位	3	2	1	0		
		整理床单位,妥善处理用物	3	2	1	0		
		观察尿液,洗手,记录	3	2	1	0		
护患沟通	5	关心、尊重病人,护患沟通良好,病人能理解合作	5	4	3	2~0		
操作质量	5	插管不成功或污染无菌物品未发现为不及格	5	4	3	2~0		
总计	100							

留置导尿术

实训二十一

一、实训目的与要求

（1）学会男、女留置导尿术。

（2）学会与病人沟通，取得合作。

（3）操作中严格执行无菌操作原则，学会关心、体贴病人，维护其自尊。

二、用物准备

（1）一次性导尿包内有：导尿管一根、石蜡棉片1袋、碘伏棉片2袋、无菌手套、注射器、塑料试管、引流袋、吸塑盘、塑料镊子、纱布、洞巾。

（2）其他：无菌手套1副，消毒溶液，小橡胶单和治疗巾1套，浴巾1条，便盆，屏风，治疗车。若为男病人导尿，需备无菌纱布。

（3）无菌双腔气囊导尿管一根，10 mL或20 mL无菌注射器一个，0.9%氯化钠溶液10～40 mL，无菌集尿袋1只，橡皮圈1个，安全别针1个。

（4）护理模型。

三、操作沟通范例

1床，孙某，男，43岁，工人。因车祸致大小便失禁，需留置导尿，病人意识清楚。医嘱：留置导尿术。

1.操作前解释

孙师傅，您好！我是护士小王，现在需要给您导尿，以引流尿液，保持会阴部的清洁、干燥，解除您的痛苦，好吗？不用怕，我会操作得很轻，请您放心，希望您能配合。

2.操作中指导

孙师傅，请您平卧，两腿屈膝分开，臀部稍抬高一下，便于垫上橡胶单和治疗巾。我先帮您消毒，消毒液有点凉，请您坚持一下。孙师傅，现在我要在您的会阴部及两腿间铺上无菌巾，并为您再次进行消毒，请您不要动，好吗？孙师傅，现在开始插导尿管了，我的动作会很轻、很稳，但仍会有一点点胀的感觉，请您放松，张口呼吸，坚持一会就好了。孙师傅，您配合得很好，很顺利，导尿管插进去了，尿液已经流出来了，我现在注入生理盐水，用来固定导尿管，您感觉还好吗？孙师傅，导尿管已经固定并和集尿袋连接好了,您翻身的时候注意防止导尿管和引流管受压、扭曲,保持尿液引流通畅,避免泌尿系统感染。请您再抬高一下臀部,我把用物收了,我把被子给您盖上,谢谢您的配合。

　　3.操作后嘱咐

　　孙师傅,插入导尿管后,请您不要牵拽导尿管,即使不舒服也不要碰导尿管插入部分;您要多饮水(每天保证饮水 1500 以上),多改变体位,避免泌尿系统感染的发生和尿路结石的形成。孙师傅,呼叫器就放在您的枕边,如有需要,请按呼叫器,我会及时来看您的,谢谢合作!

四、训练过程

　　(1)观看录像视频,主讲教师总结操作要点。

　　(2)主讲教师讲解实训要求与注意事项。全班同学分为两个大组,指导老师分组示教,示教结束,每个大组中 3～4 人组成一个合作小组,学生在护理模型上进行导尿操作。

　　(3)指导老师巡视,随时评价并纠正不规范的操作。

　　(4)集中讲评本次的训练情况。

五、操作流程

男病人留置导尿术

简要流程	操 作 要 点
自身准备	1.素质要求　衣帽整洁,语言柔和,举止端庄。 2.核对　执行单及医嘱,签名
评估	1.病情　意识状态、心理状态、自理能力,对导尿术的认知合作程度。 2.治疗　手术、引流管及用药情况。 3.局部　膀胱充盈程度、会阴部皮肤黏膜状况
操作前准备	1.环境　环境安静、整洁,清洁治疗盘、治疗台、治疗车,光线适宜。 2.护士　洗手,戴口罩。 3.用物　按需备齐
操作过程	1.核对解释　备齐用物至床旁,核对床号、姓名及腕带,解释导尿术的目的、作用、操作过程及可能出现的不适,便盆放床尾或床旁椅上,打开便盆巾。 2.环境准备　关闭门窗,调节室温,屏风遮挡,请无关人员回避。 3.病人准备 (1)清洗外阴:协助病人清洗外阴。 (2)安置卧位:松开一侧床尾盖被并折向对侧,协助病人脱去对侧裤腿,盖在近侧腿上并盖上浴巾,对侧腿用盖被遮盖;协助病人仰卧,两腿伸直略分开外展,暴露阴茎。

续表

简要流程	操作要点
操作过程	**4.初步消毒** (1)垫巾打包:铺橡胶单和治疗巾于臀下,置弯盘和治疗碗于近会阴处,消毒双手,核对检查并打开导尿包,取出初步消毒外阴用物放于近会阴处。 (2)初步消毒:左手戴手套,右手持血管钳夹取棉球消毒外阴,顺序:阴阜→阴茎→阴囊→戴手套的手垫无菌纱布将包皮向后推→尿道口→龟头→冠状沟。(消毒顺序自上而下,由外至内,每个棉球只用1次)。污棉球放于弯盘中,脱手套,置弯盘和治疗碗于床尾。 **5.打开导尿包,排序** (1)打开导尿包:手消毒后,检查无菌导尿包,置于病人两腿之间,按无菌要求打开导尿包。 (2)铺巾:戴手套,铺洞巾于病人的外阴处,暴露会阴部,使洞巾与导尿包内层形成无菌区。 (3)检查:按导尿管的型号用注射器向导尿管的气囊内注入一定量的空气,检查气囊无漏气后再抽出注入的气体。 (4)连接:将导尿管和集尿袋的引流管连接。 (5)润滑:取出导尿管,润滑导尿管前端。 (6)排序:按操作顺序排列好用物,避免跨越无菌区域。 **6.再次消毒** (1)再次消毒:将盛有消毒棉球的弯盘移近外阴处,左手用无菌纱布包裹阴茎,提起阴茎,与腹壁成60°角,将包皮向后推,暴露尿道口,消毒尿道口→龟头→冠状沟数次(消毒顺序自上而下,由内至外再由外至内)。 (2)污物处理:污棉球、弯盘、镊子放于床尾。 **7.插管导尿** (1)插管:左手继续固定阴茎,嘱病人张口呼吸,右手用血管钳持导尿管插入尿道20～22 cm,见尿后再插入5～7 cm。 (2)固定:松开固定阴茎的手,用注射器向气囊内注入生理盐水以固定导尿管,气囊一定要全部在膀胱内。 (3)放尿:打开导尿管夹子,将尿液引流到引流袋,如需做尿培养,用无菌标本瓶接取中段尿约5 mL,观察尿液,盖好瓶盖后继续放尿。 **8.撤去洞巾** 导出尿液后,夹闭引流管,脱去手套,移去洞巾。 **9.接集尿袋** 将引流管与集尿袋相连接后,开放导尿管。用别针将引流管固定在床单上。 **10.固定引流** 将集尿袋固定于低于膀胱与耻骨高度的床边

简要流程	操作要点
操作结束	1.整理,宣教 (1)协助病人穿裤,取舒适卧位,整理床单位。 (2)向病人和家属宣讲留置导尿管的注意点。 (3)整理用物。 2.用物处理　妥善处理或按医院规定处理。 3.洗手,记录　洗手,脱口罩,记录尿量、性状及病人反应,标本上贴上标签,及时送检

六、注意事项

(1)双腔气囊导尿管固定时要注意膨胀的气囊不能卡在尿道内口,以免气囊压迫膀胱壁,造成黏膜的损伤。

(2)每天定时更换集尿袋,每周更换导尿管一次,硅胶导尿管可酌情延长更换时间。

(3)训练膀胱反射功能,可采用间歇性夹管方式引流。

七、思考与练习

(1)多久更换导尿管一次?

(2)训练膀胱反射功能,可采用什么方法?

八、自我评价

(1)学习态度:认真□　较认真□　不认真□

(2)沟通效果:有效□　较有效□　效果差□

(3)熟练程度:熟练□　较熟练□　不熟练□

(4)学习效果:_____

(5)成功之处:_____

(6)不足之处:_____

(7)如何改进:_____

九、老师评价

达标□　部分达标□　不达标□

评语:_____

实训日期_____　实训时数_____　实训地点_____

考试日期_____　学生签名_____　教师签名_____

附：留置导尿术考核评分标准

项目	项目总分	操作要求	评分等级及分值				实际得分	备注
			A	B	C	D		
仪表	5	工作衣、帽、鞋穿戴整齐，修剪指甲，洗手，戴口罩	5	4	3	2～0		
准备	7	评估病人意识、自理能力、膀胱充盈度、理解合作程度	4	3	2	1～0		
		备齐用物，放置合理	3	2	1	0		
操作过程	70	核对病人，做好解释	3	2	1	0		
		关门窗，屏风遮挡	2	1	0.5	0		
		清洗外阴，安置体位	3	2	1	0		
		臀下铺巾	2	1	0.5	0		
		擦洗外阴的方法、顺序正确	5	4	3	2～0		
		打开导尿包，倒消毒液和生理盐水	4	3	2	1～0		
		取出气囊导尿管，放入无菌导尿包内	4	3	2	1～0		
		正确使用无菌钳	4	3	2	1～0		
		戴手套方法正确	5	4	3	2～0		
		铺洞巾方法正确	4	3	2	1～0		
		整理物品，放置有序	3	2	1	0		
		检查导尿管气囊有无破损	5	4	3	2～0		
		润滑导尿管	3	2	1	0		
		再次消毒外阴的方法、步骤正确	5	4	3	2～0		
		插管方法、长度适宜	5	4	3	2～0		
		见尿再插入5～7 cm，向气囊内注入生理盐水	4	3	2	1～0		
		导尿管尾端与集尿袋的引流管相连并固定	5	4	3	2～0		
		集尿袋固定于床缘	5	4	3	2～0		
操作后	8	安置病人于舒适卧位	3	2	1	0		
		整理床单位，妥善处理用物	2	1	0.5	0		
		观察尿液，洗手，记录	3	2	1	0		

续表

项目	项目总分	操作要求	评分等级及分值				实际得分	备注
			A	B	C	D		
护患沟通	10	关心尊重病人,护患沟通良好,病人能理解合作	10	8	6	4~0		
总计	100							
质量控制		插管不成功或污染无菌物品未发现为不及格						

口服给药法

实训二十二

一、实训目的与要求

(1)通过实训学会口服给药的方法,能根据不同药物的性质正确给药。
(2)及时观察药效和不良反应。
(3)能与病人进行良好的沟通交流。

二、用物准备

发药盘或发药车、服药本、小药卡、药杯、药匙、量杯、滴管、研钵、包药纸、饮水管、湿纱布、治疗巾、水壶(内盛温开水)、冷开水、弯盘。

三、操作沟通范例

8床,代某,女,42岁,教师。主诉:头晕、头痛1个月。查体:血压181/115 mmHg,心率85次/分,心界不大,各瓣膜听诊区未闻及病理性杂音。诊断:原发性高血压。现遵医嘱,给予心痛定10 mg,舌下含服。

1. 操作前解释

您好!我是护士小李,能告诉我您的床号和姓名吗?代老师,因为您现在血压很高,根据医嘱我给您舌下含服降压药,好吗?这样可以迅速、安全地控制您的血压。

2. 操作中指导

代老师,您现在卧床休息,好吗?请您将舌头抬起,将药放在舌下,含化,不要吞下,这样起效比较快。

3. 操作后嘱咐

代老师,您现在需要卧床休息,减少活动,精神放松些,很快会好的,您以后的饮食中要注意:不能太咸,少吃肥腻食品,多吃蔬菜、水果,保持心情愉快。不能太激动。现在头晕、头痛好些了吗?代老师,呼叫器就在您枕旁,如果您有什么不适请及时按呼叫器,我也会随时来看您的,谢谢您的配合。

四、训练过程

(1)主讲教师讲解要点与注意事项。全班同学分成两个大组训练,指导老师分组示教,示教结束,每个大组中3～4人组成一个合作小组,学生练习给药操作,注意人文关怀。

(2)集中讲评本次的训练情况。

五、操作流程

简要流程	操作要点
自身准备	洗手,将用物备齐
评估	1.病情　病人年龄、性别、体重,治疗情况,肝肾功能情况,意识状态,合作程度,对治疗的态度、有无药物依赖,对所用药物的认识程度。 2.治疗　治疗情况,用药史、过敏史。 3.局部　有无吞咽困难、呕吐,有无口腔、食管疾患
操作前准备	1.环境　环境安静、整洁,清洁治疗盘、治疗台、治疗车。 2.护士　洗手,戴口罩。 3.用物　按需备齐
操作过程	摆药: 1.摆小药卡　将小药卡按床号顺序插入发药盘(车)。 2.查对　核对床号、姓名后,照服药本上的药名、剂量、浓度、方法、时间,取出药品,核对标签3遍(取药前、倒药前、倒药后各核对1次)。 3.摆药　摆片剂、丸剂时应用药匙取药,倒水剂时应用量杯,左手持量杯或带刻度的药杯,拇指在所需刻度处,与视线同一水平,右手持药瓶,标签向上,倒出所需药液。如为合剂、乳剂,须先摇匀再倒。倒毕,瓶口用湿纱布擦净,盖好瓶盖放回原处。 发药: 1.请人核对　发药前须经另一人核对药物。 2.发药准备　洗手后,携服药本、发药盘,备好温开水等,至病人床旁。 3.再次核对　再次核对床号、姓名、药名、浓度、剂量、用法、时间。 4.按序发药 (1)按床号顺序将药发给病人。 (2)解释用药目的和注意事项。 5.协助服药 (1)协助病人取舒适体位及服药,重病人应喂服。 (2)视病人服下后再离开
操作结束	1.整理　服药后,收回药杯,再次核对,协助病人恢复舒适体位。 2.用物处理　药杯浸泡消毒后清洁,再次消毒备用,一次性药杯集中消毒处理后销毁,清洁发药盘和发药车。 3.洗手,记录

六、注意事项

(一)发药前

应了解病人有关资料,如病人因特殊检查或手术而禁食,或病人不在,不能当时服药,应将药物带回保管,适时再发或进行交班。

(二)发药时

如病人提出疑问,应重新核对,确认无误,再耐心解释,协助服药;如更换药物或停药,应及时告知病人。

(三)合理用药

根据药物性能,指导病人合理用药,以提高疗效,减少不良反应。具体要求如下:

(1)某些对牙齿有腐蚀作用或使牙齿染色的药物,如酸剂、铁剂,服用时应避免与牙齿接触,可用饮水管吸入,服后再漱口。

(2)刺激食欲的药物:宜在饭前服,以刺激舌的味觉感受器,使胃液大量分泌,增进食欲。

(3)对胃黏膜有刺激的药物或助消化药:宜在饭后服用,使药物与食物充分混合,以减少对胃黏膜的刺激,利于食物的消化。

(4)止咳糖浆:对呼吸道黏膜起安抚作用,服后不宜立即饮水。如同时服用多种药物,应最后服用止咳糖浆,以免冲淡药液,使药效降低。

(5)磺胺类药物:服药后指导病人多饮水,以防因尿少而析出结晶,堵塞肾小管。

(6)发汗类药:服药后指导病人多饮水,以增强药物疗效。

(7)强心苷类药物:服用前,应先测脉率、心率,并注意节律变化。如脉率低于60次/分或节律不齐,则应停止服用,及时与医生联系,酌情处理。

(四)发药后

应密切观察药物疗效和不良反应。

七、思考与练习

(1)磺胺类药物服药后为什么要指导病人多饮水?

(2)服用某些对牙齿有腐蚀作用或使牙齿染色的药物时应注意什么?

八、自我评价

(1)学习态度:认真□　较认真□　不认真□

(2)沟通效果:有效□　较有效□　效果差□

(3)熟练程度:熟练□　较熟练□　不熟练□

(4)学习效果：_____

(5)成功之处：_____

(6)不足之处：_____

(7)如何改进：_____

九、老师评价

达标□　部分达标□　不达标□

评语：_____

实训日期_____　实训时数_____　实训地点_____

考试日期_____　学生签名_____　教师签名_____

附：口服给药法考核评分标准

项目	项目总分	操作要求	评分等级及分值				实际得分	备注
			A	B	C	D		
仪表	5	工作衣、帽、鞋穿戴整齐，戴好口罩	5	4	3	2～0		
操作前准备	30	洗手、修剪指甲	2	1.5	1	0		
		备齐用物，放置合理	3	2	1	0		
		配药过程严格执行"三查八对"	25	15	10	0		
发药	30	评估病人，做好解释，询问过敏史	5	4	3	2～0		
		发药前再次查对清楚	5	4	3	2～0		
		针对不同病人（小儿、老人、危重病人、鼻饲饮食病人等）协助服药方法正确	10	8	6	4～0		
		不同药物（止咳糖浆、磺胺类、强心苷类、铁剂、酸性药、抗癌药）发药方法正确	10	8	6	4～0		
		熟悉所发药物的服用方法，对病人进行正确指导	10	8	6	4～0		
		因故不能按时服药者做好交接班	5	4	3	2～0		
		再次核对	5	4	3	2～0		
护患沟通	10	操作中注意护患沟通	10	8	6	4～0		
操作后	5	收回药杯，清洁、消毒方法正确	3	2	1	0		
		整理用物并清洁发药盘	2	1	1.5	0		
总计	100							

实训二十三 青霉素皮试液配制

一、实训目的与要求

(1)学会青霉素皮试液的配制。

(2)学会不同单位青霉素皮试液的配制。

(3)学会观察皮试结果。

二、用物准备

(1)治疗盘,治疗巾,启瓶器,安尔碘1瓶,75％乙醇1瓶,无菌棉签1包,弯盘1只,砂轮,医嘱本(注射卡),锐器盒,1 mL无菌注射器,$4\frac{1}{2}$～5号无菌针头,青霉素钠80万U,0.1％盐酸肾上腺素,5 mL无菌注射器,6～$6\frac{1}{2}$号无菌针头,0.9％氯化钠100 mL。

(2)其他用物:污物桶,抹布。

三、操作范例

王某,女,24岁,诊断:肺炎。医嘱:青霉素治疗。护士在询问病人以前用过青霉素后未发生过敏反应后,在治疗室为其配制青霉素皮试液,并将为其做皮试。

四、训练过程

(1)观看录像,主讲教师示教青霉素皮试液配制法,明确操作要领和注意事项。

(2)主讲教师提出实训方法和要求。3～4个学生为一组,轮流练习青霉素皮试液配制。

(3)学生分组练习,指导老师巡视指导,并及时纠正评价。

(4)请一位学生进行回示,指出存在问题,集中讲评本次实训情况。

五、操作流程

简要流程	操作要点
自身准备	1.洗手,戴口罩,核对。 2.备齐用物,放置合理
评估	1.病情　意识状态、心理状态、对操作的认知合作程度。 2.治疗　用药史、过敏史及家族史。 3.局部　治疗状况
操作前准备	检查核对医嘱、药物,检查药物有效期、质量,核对药名、浓度、剂量和有效期
操作过程	1.配制 (1)开启瓶口,消毒瓶口。 (2)抽取0.9％氯化钠溶液4 mL,注入青霉素钠瓶中,摇匀溶解药物。 (3)用1 mL注射器抽取0.1 mL青霉素钠溶液,再抽取0.9％氯化钠溶液至1 mL摇匀。 (4)取上液0.1 mL,加入0.9％氯化钠溶液至1 mL,摇匀。 (5)取上液0.1～0.25 mL,加0.9％氯化钠溶液至1 mL,摇匀。(药物浓度为200～500 U/mL)。 2.做皮试 按皮内注射的方法,注入病人前臂掌侧下端表皮与真皮之间0.1 mL,所含青霉素量为20～50 U
操作结束	1.整理　剩余皮试液若还要用,放回冰箱内冷藏,协助病人恢复舒适体位。 2.用物处理　按医院规定处理。 3.洗手,记录　20分钟后观察结果,并准确记录皮试结果

六、注意事项

(1)操作前必须仔细询问用药史、过敏史和家族史,对青霉素有过敏史者禁止做此项试验。曾使用青霉素,但停药已超过3天,或在使用过程中改用不同生产批号的制剂时,需重做药物过敏试验。

(2)进行试验液配制时,抽吸药液量要准确,每次抽吸后应充分混匀,以确保试验液浓度的准确性。

(3)皮试后必须严密观察病人反应,并准确、及时、真实记录。如试验结果为阳性,则禁用青霉素,并在体温单、医嘱单、病历卡、床头卡、门诊卡、注射卡上,醒目地标明"青霉素阳性",同时告知病人及其家属。

(4)青霉素水溶液极不稳定,放置过久除引起效价降低外,还可以分解产生致敏物质,因此使用青霉素应现用现配。配制试验液或溶解青霉素的生理盐水应专用。

(5)如对试验结果有怀疑,应在对侧前臂掌侧下段皮内注射生理盐水 $0.1\,\mathrm{mL}$。20分钟后,对照反应,确认青霉素试验结果为阴性方可用药。

七、思考与练习

(1)如果在为病人做青霉素皮试的时候,病人出现了青霉素过敏性休克,应该怎么处理?

(2)对于 40 万 U、160 万 U 以及 400 万 U 的青霉素皮试液,应该如何进行配制?

八、自我评价

(1)学习态度:认真□　较认真□　不认真□

(2)沟通效果:有效□　较有效□　效果差□

(3)熟练程度:熟练□　较熟练□　不熟练□

(4)学习效果:＿＿＿＿＿＿＿＿＿＿＿＿＿＿＿＿＿＿＿＿＿

(5)成功之处:＿＿＿＿＿＿＿＿＿＿＿＿＿＿＿＿＿＿＿＿＿

(6)不足之处:＿＿＿＿＿＿＿＿＿＿＿＿＿＿＿＿＿＿＿＿＿

(7)如何改进:＿＿＿＿＿＿＿＿＿＿＿＿＿＿＿＿＿＿＿＿＿

九、老师评价

达标□　部分达标□　不达标□

评语:＿＿＿＿＿＿＿＿＿＿＿＿＿＿＿＿＿＿＿＿＿＿＿＿＿＿＿

实训日期＿＿＿＿＿＿＿　实训时数＿＿＿＿＿＿＿　实训地点＿＿＿＿＿＿＿

考试日期＿＿＿＿＿＿＿　学生签名＿＿＿＿＿＿＿　教师签名＿＿＿＿＿＿＿

附:青霉素皮试液配制考核评分标准

项目	项目总分	操作要求	评分等级及分值				实际得分	备注
			A	B	C	D		
仪表	6	工作衣、帽、鞋穿戴整齐,戴好口罩,洗手	6	4	2	0		
操作前准备	6	备齐用物,放置合理	3	2	1	1～0		
		环境符合无菌操作的要求	3	2	1	1～0		

续表

项目		项目总分	操作要求	评分等级及分值				实际得分	备注
				A	B	C	D		
操作过程	检查核对	12	查对药物、注射卡	4	3	1	0		
			检查药物标签、质量	4	3	1	0		
			去铝盖中心部分,消毒瓶塞,待干	2	1.5	1	0		
			锯安瓿,消毒锯痕处	2	1.5	1	0		
	配制原液	26	选择合适的注射器、针头	2	1.5	1	0		
			正确吸取适量生理盐水	6	4	2	0		
			排气至剂量准确	6	4	2	0		
			将生理盐水注入瓶内,溶解青霉素	2	1.5	1	0		
			配成原液,浓度准确(20万 U/mL)	6	4	2	0		
			再次查对	2	1.5	1	0		
			重新消毒瓶塞	2	1.5	1	0		
	配制皮试液	36	选择合适的注射器、针头	2	1.5	1	0		
			取原液 0.1 mL,加等渗盐水至 1 mL(2万 U/mL)	6	4	2	0		
			留取 0.1 mL,加等渗盐水至 1 mL(2000 U/mL)	5	4	3	2~0		
			留取 0.1~0.25 mL,加等渗盐水至 1 mL(200~500 U/mL)	5	4	3	2~0		
			以上每次均需摇匀,剂量准确,持注射器方法正确	10	7	4	3~0		
			套上安瓿,放于无菌盘内	4	3	2	1~0		
			最后查对	4	3	2	1~0		
整理用物		4	清理用物,洗手	4	3	2	0		
操作质量		10	严格执行查对制度,无菌观念强	5	4	3	2~0		
			操作熟练,剂量准确	5	4	3	2~0		
总分		100							

实训二十四 皮内注射法

一、实训目的与要求

(1)通过实训学会皮内注射法,操作过程中能详细询问"三史",熟悉过敏试验观察要点,防止发生过敏反应。

(2)严格遵守无菌操作原则,树立爱伤观念。

(3)加强语言沟通技能训练,分散病人注意力,减轻其痛苦。

(4)做好"三查八对"工作,防止差错的发生。

二、用物准备

(1)注射盘内备:75%乙醇1瓶、无菌棉签1包,砂轮1只,弯盘1只,医嘱本(注射卡),1 mL无菌注射器,$4\frac{1}{2}$号~5号无菌针头,按医嘱准备药物,0.1%盐酸肾上腺素,2 mL无菌注射器,6~$6\frac{1}{2}$号无菌针头。

(2)其他用物:治疗车、污物桶、抹布、护理模型。

三、操作沟通范例

9床,李某,女,49岁,机关干部。主诉:咳嗽、咳痰、胸痛一周。查体:体温38.9 ℃,脉搏79次/分,呼吸22次/分,咽稍充血,扁桃体无肿大。诊断:肺炎。医嘱:青霉素皮试后抗感染治疗。

1.操作前解释

您好!我是您的管床护士小杨,您能告诉我您的床号和姓名吗?李阿姨,因为您肺部感染,要用青霉素消炎治疗,用药前先要做药物过敏试验,试验结果阴性,就可以放心用药了,您以前用过青霉素吗?您和您的家族成员中对青霉素或其他药物有没有过敏反应?如出现心慌、气急、呼吸困难、腹痛、皮肤瘙痒等症状,请立即告诉我,好吗?现在我为您做皮试,请不要紧张,我的动作会轻柔一些的,希望您能配合。

2.操作中指导

李阿姨,请您伸出手臂,好吗?手心向上,我将在您的前臂掌侧注入少量青霉素皮试液,进针时有点痛,请别紧张。您用过早餐了吗?皮试已经做好了。

3.操作后嘱咐

李阿姨,您现在有什么不舒服吗?针眼处不能用手挤压,请您休息一会儿,不要走开,待 20 分钟后我来观察结果。如果您有什么不舒服,呼叫器在这里,请及时按,您放心,我会及时来看您的,谢谢您的配合。

四、训练过程

(1)观看录像视频,主讲教师总结操作要点。

(2)主讲教师讲解实训要求与注意事项:全班同学分为两个大组,指导老师分组示教,示教结束,每个大组中 3～4 人组成一个合作小组,学生在护理模型上进行皮内注射操作。

(3)指导老师巡视,随时评价并纠正不规范的操作。

(4)集中讲评本次的训练情况。

五、操作流程

简要流程	操作要点
自身准备	1.素质要求　衣帽整洁,语言柔和,举止端庄。 2.核对(两人)　双人核对注射单及医嘱,签名
评估	1.病情　意识状况、心理状态、对用药的认知程度、合作程度。 2.治疗情况　用药史、过敏史及家族史。 3.局部　皮肤情况
操作前准备	1.环境　环境安静、清洁,光线适宜,备抢救设备,清洁治疗盘、治疗台、治疗车。 2.护士　洗手,戴口罩。 3.用物　按需备齐 4.药液　按皮试液配制方法配好皮试液
操作过程	1.核对,解释　携用物至床旁,核对,解释。 2.病人准备　卧位舒适,取一侧前臂掌侧中下内侧为注射部位。 3.消毒　70％乙醇消毒局部皮肤,待干。 4.核对,排气　再次核对,排尽空气。 5.进针　左手绷紧局部皮肤,右手平执式持注射器,针头斜面向上,与皮肤成 5°角,刺入皮内。 6.固定,推药　待针尖全部进入皮内后,放平注射器,左手拇指固定针栓,右手推注药液约 0.1 mL。 7.呈皮丘,拔针　局部隆起呈半球状皮丘,隆起的皮肤变白并显露毛孔,注射完毕,拔出针头,切勿按揉。

续表

简要流程	操作要点
操作过程	8.核对观察　再次核对床号、姓名、药名及用法;观察病人反应,询问病人感觉,嘱病人勿按揉或压迫局部;休息 20 分钟,不做较剧烈运动,不离开病室;若有呼吸困难、出冷汗、头晕等不适,及时告知护士;计时 15~20 分钟后观察局部反应
操作结束	1.协助、整理　协助病人取舒适体位,整理床单位。 2.用物处理　针头放入收集盒,空注射筒和医用垃圾弃于医疗垃圾袋内,其他置入生活垃圾袋(或按医院规定处理)。 3.洗手、记录　洗手,脱口罩;临时医嘱需在医嘱单上签名及写上时间。 4.判断结果　20 分钟后判断皮试结果,正确判断阴性和阳性,并做好记录,告知病人

六、注意事项

(1)严格执行查对制度、无菌操作原则及消毒隔离原则。

(2)做药物过敏试验前,应详细询问用药史、过敏史,备 0.1% 盐酸肾上腺素;如对所注射的药物有过敏史,则不能做皮试,应与医生联系,并做好标记。

(3)用无菌棉签蘸 75% 乙醇消毒皮肤,忌用碘酊,以免影响结果判断。

(4)拔针后切勿按揉局部,以免影响结果的观察。

(5)如需做对照试验,应用另一注射器和针头,在另一前臂的相同部位,注入 0.9% 氯化钠溶液 0.1 mL,20 分钟后,对照观察反应。

七、思考与练习

(1)皮内注射的进针角度是多少?

(2)如出现药物过敏症状,应如何处理?

八、自我评价

(1)学习态度:认真□　较认真□　不认真□

(2)沟通效果:有效□　较有效□　效果差□

(3)熟练程度:熟练□　较熟练□　不熟练□

(4)学习效果:＿＿＿＿＿＿＿＿＿＿＿＿＿＿＿＿＿＿＿＿＿＿＿

(5)成功之处:＿＿＿＿＿＿＿＿＿＿＿＿＿＿＿＿＿＿＿＿＿＿＿

(6)不足之处:＿＿＿＿＿＿＿＿＿＿＿＿＿＿＿＿＿＿＿＿＿＿＿

(7)如何改进:＿＿＿＿＿＿＿＿＿＿＿＿＿＿＿＿＿＿＿＿＿＿＿

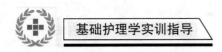

九、老师评价

达标□　部分达标□　不达标□

评语：_____

实训日期_____　实训时数_____　实训地点_____

考试日期_____　学生签名_____　教师签名_____

附：皮内注射法考核评分标准

项目	项目总分	操作要求	评分等级及分值				实际得分	备注
			A	B	C	D		
仪表	4	工作衣、帽、鞋穿戴整齐，戴好口罩	4	3	2	1～0		
操作前准备	6	洗手，修剪指甲	2	1.5	1	0		
		备齐用物，放置合理	4	3	2	1～0		
操作过程 抽吸药液	25	核对、检查药液	5	4	3	2～0		
		正确使用无菌镊、无菌容器（检查一次性注射器）	5	4	3	2～0		
		拿取一次性注射器方法正确	5	4	3	2～0		
		正确抽吸药液	10	8	6	4～0		
注射	47	评估病人，做好解释，询问过敏史	6	4	2	0		
		认真执行查对制度	5	4	3	2～0		
		注射部位正确	5	4	3	2～0		
		消毒皮肤方法、范围正确	5	4	3	2～0		
		排气方法正确，不浪费药液	5	4	3	2～0		
		进针角度、深度适宜	8	6	4	3～0		
		不抽回血	2	1.5	1	0		
		注射剂量准确，皮丘符合要求	7	5	3	1～0		
		拔针后不按压局部	2	1.5	1	0		
		妥善放置用过物品	2	1.5	1	0		
护患沟通	10	操作中注意护患沟通	10	8	6	4～0		
操作后	8	用物整理	2	1.5	1	0		
		准确、适时观察皮试反应	6	5	4	3～0		
总计	100							

实训二十五 皮下注射法

一、实训目的与要求

(1)熟悉皮下注射的适用范围:需要在一定时间内产生药效,而药物不能或不宜经口服给药时。

(2)通过实训学会皮下注射法,能准确描述人体能进行皮下注射的常用部位。

(3)严格执行无菌操作原则和"三查八对"制度,防止差错的发生。

(4)加强语言沟通技能训练,分散病人注意力,减轻其痛苦。

二、用物准备

(1)注射盘内备:2%碘酊1瓶,75%乙醇1瓶,无菌棉签1包,砂轮1只,弯盘1只,医嘱本(注射卡),1~2.5 mL无菌注射器,5~6号无菌针头,按医嘱备药。

(2)其他用物:治疗车、医疗垃圾桶、生活垃圾桶、手消毒液、抹布、护理模型。

三、操作沟通范例

1床,王某,78岁,退休干部,患糖尿病26年,近三年来血糖浓度一直居高不下,已用足量的降血糖类药,但空腹血糖仍然在10 mmol/L以上,今晨八点被收入我院内分泌科,医嘱:中效胰岛素10 U皮下注射,每日两次,饭前30分钟。

1.操作前解释

(核对床头卡,1床,王某。到病人的右侧。)您好! 我是今天的当班护士小田,能告诉我您的床号和姓名吗? 王爷爷,我能核对一下您的腕带吗? 根据您的病情,遵医嘱我要为您皮下注射中效胰岛素10U,您以前注射过胰岛素吗? 注射后,如出现心慌、头晕、出冷汗、呼吸急促等症状,请立即告诉我,好吗? 请不要紧张,根据我的指导配合我就可以了,我的动作会很轻的。

2.操作中指导

(核对床头卡,再次核对病人姓名和腕带。洗手。)王爷爷,请您伸出手臂,好吗? 我将在您的三角肌下缘注入中效胰岛素10U,进针时有点痛,请别紧张。您以前是在哪工作呢? 什么时候退休的呢? 好,已经做好了。

129

3.操作后嘱咐

王爷爷,您现在有什么不舒服吗?请您休息一会儿,谢谢您的配合!

四、训练过程

(1)观看录像视频,主讲教师总结操作要领。

(2)主讲教师交代实训要求与注意事项:全班同学分为两个大组,指导老师分组示教,示教结束,每个大组中3～4人组成一个合作小组,在护理模型上练习皮下注射法;操作熟练后,2人一组,在指导老师的指导下,进行实体操作。

(3)指导老师巡视,随时评价并纠正不规范操作。

(4)集中讲评本次的训练情况。

五、操作流程

简要流程	操作要点
自身准备	1.素质要求　衣帽整洁,语言柔和,举止端庄。 2.核对(两人)　双人核对注射单及医嘱,签名
评估	1.病情　意识状况、心理状态、对用药的认知程度、合作程度。 2.治疗情况　用药史、过敏史及家族史。 3.局部　皮肤情况(感染、硬结、瘢痕、出血点)
操作前准备	1.环境　环境安静、清洁,光线适宜,清洁治疗盘、治疗台、治疗车。 2.护士　洗手,戴口罩。 3.用物　按需备齐
操作过程	1.核对,解释　携用物至床旁,核对解释。 2.核对,排气　再次核对,排尽空气。 3.穿刺　左手绷紧皮肤,右手持注射器,示指固定针栓,针头斜面向上,和皮肤成30°～40°角刺入。 4.固定,推药　刺入针梗的1/2或2/3,放开左手,抽动活塞,无回血,即可推注药液。 5.拔针　用无菌棉签按压针眼,迅速拔针,按压片刻。再次核对
操作结束	1.协助,整理　协助病人取舒适体位,整理床单位。 2.用物处理　同皮内注射法用物处理。 3.洗手,记录　洗手,脱口罩;临时医嘱需在医嘱单上签名及写上时间

六、注意事项

(1)对于长期注射病人,应建立注射部位的使用计划,交替更换注射部位,以促进药物充分吸收。

(2)刺激性强的药物不宜皮下注射。

(3)注射少于 1 mL 的药液,应用 1 mL 注射器,以保证注入剂量准确无误。

(4)注射进针角度不宜超过 45°,以免刺入肌层。对于消瘦者,应捏起局部组织,穿刺角度适当减小。在三角肌下缘注射时,进针方向稍向外侧,以免药液注入肌层。

(5)针梗勿全部刺入,防止针梗折断。

(6)做好护患沟通,消除病人紧张情绪。

七、思考与练习

(1)药物疗法中的查对制度指的是什么?

(2)进行皮下注射时应注意什么?

八、自我评价

(1)学习态度:认真□　较认真□　不认真□

(2)沟通效果:有效□　较有效□　效果差□

(3)熟练程度:熟练□　较熟练□　不熟练□

(4)学习效果:_____

(5)成功之处:_____

(6)不足之处:_____

(7)如何改进:_____

九、老师评价

达标□　部分达标□　不达标□

评语:_____

实训日期_____　实训时数_____　实训地点_____

考试日期_____　学生签名_____　教师签名_____

附:皮下注射法考核评分标准

项目	项目总分	操 作 要 求	评分等级及分值				实际得分	备注
			A	B	C	D		
仪表	4	工作衣、帽、鞋穿戴整齐,戴好口罩	4	3	2	1~0		

续表

项目	项目总分	操作要求	评分等级及分值				实际得分	备注
			A	B	C	D		
操作前准备	6	洗手,修剪指甲	2	1.5	1	0		
		备齐用物,放置合理	4	3	2	1~0		
操作过程	抽吸药液 27	核对、检查药液(讲明查对内容)	5	4	3	0		
		检查一次性注射器有效期、密封性	5	4	3	2~0		
		锯安瓿、消毒安瓿的方法正确	3	2	1	0		
		折断安瓿的方法正确,不污染	4	3	2	1~0		
		正确抽吸药液,不余,不漏,不污染,抽吸后正确放置注射器	10	8	6	4~0		
	注射 53	评估病人,对病人做好解释,取得病人合作,注意护患沟通	5	4	3	2~0		
		病人体位正确	4	3	2	0		
		认真执行查对制度(讲明查对内容)	6	5	4	3~0		
		正确选择注射部位	6	5	4	3~0		
		消毒皮肤方法、范围正确	6	5	4	3~0		
		排气方法正确,不浪费药液	4	3	2	1~0		
		进针稳、准,角度、深度适宜,方法正确	8	7	6	5~0		
		抽回血,注药速度适宜	5	4	3	2~0		
		拔针方法正确	3	2	1	0		
		妥善放置用过物品	2	1.5	1	0		
		动作轻巧稳重	4	3	2	0		
护患沟通	5	护患沟通良好	5	4	3	2~0		
操作后	5	整理病人床单位,合理安置病人	3	2	1	0		
		整理用物	2	1.5	1	0		
总计	100							
质量控制		提醒后部位仍不正确,扣20分;出差错为不及格						

实训二十六 肌内注射法

一、实训目的与要求

（1）熟悉肌内注射法的适用范围：注入药物，用于不宜或不能口服或静脉注射，且要求比皮下注射更快发生疗效时。

（2）严格遵守无菌操作原则、"三查八对"制度，树立爱伤观念，防止差错的发生。

（3）能准确定位臀大肌、臀中肌、三角肌，认识损伤坐骨神经的危害性。

（4）加强语言沟通技能训练，分散病人注意力，减轻其痛苦。

二、用物准备

（1）注射盘内备：2％碘酊 1 瓶，75％乙醇 1 瓶，无菌棉签 1 包，砂轮 1 只，弯盘 1 只，医嘱本（注射卡），2～5 mL 无菌注射器，6～7 号针头，按医嘱备药液。

（2）其他用物：治疗车，医疗垃圾桶，生活垃圾桶，手消毒液，抹布，护理模型。

三、操作沟通范例

8 床，李某，女，16 岁，因感冒发热来门诊就诊。体温 37.6 ℃，血压 126/80 mmHg，脉搏 94 次/分，呼吸较快且音重，并伴有脸面潮红、皮肤灼热、口唇干燥等。诊断为上呼吸道感染，医嘱：柴胡注射液 4 mL，肌内注射，立即执行。

1.操作前解释

你好，我是护士小何，你能告诉我你的姓名和年龄吗？小李，现在因为你感冒发热，遵医嘱我要为你肌内注射退热药柴胡注射液，注射疗效比口服药快，药液通过血液循环很快到达局部而发挥退热作用。请放心，不要紧张，在注射过程中我会很轻、很仔细的，希望你能根据我的指导配合我。

2.操作中指导

小李，请坐在凳子上，好吗？（协助病人取合适体位），先给你消毒皮肤，有些凉，请不要紧张，你现在在哪上学呢？几年级？有点胀吗？请再坚持一下，很快就好，已经结束了，你配合得非常棒。

3.操作后嘱咐

小李，现在有什么不舒服吗？好的，你先休息一会儿，近日内忌食辛辣刺激性食物，不吃生冷食物。谢谢你的配合。

四、训练过程

(1)观看操作视频,主讲教师总结操作要领。

(2)主讲教师交代实训要求与注意事项。全班同学分为两个大组,指导老师分组示教,示教结束,每个大组中3～4人组成一个合作小组,在护理模型上练习肌内注射法;操作熟练后,2人一组,在指导老师的指导下,进行实体操作。

(3)指导老师巡视,随时评价并纠正不规范的操作。

(4)集中讲评本次的训练情况。

五、操作流程

简要流程	操作要点
自身准备	1.素质要求　衣帽整洁,语言柔和,举止端庄。 2.核对(两人)　双人核对注射单及医嘱,签名
评估	1.病情　意识状况、心理状态、对用药的认知程度、合作程度。 2.治疗情况　用药史、过敏史及家族史。 3.局部　皮肤情况(感染、硬结、瘢痕、出血点)
操作前准备	1.环境　环境安静、清洁,光线适宜,清洁治疗盘、治疗台、治疗车。 2.护士　洗手,戴口罩。 3.用物　按需备齐
操作过程	1.核对,解释　携用物至床旁,核对解释。 2.消毒　病人取舒适体位,暴露所选部位,常规消毒局部皮肤。 3.核对,排气　再次核对,排尽空气。 4.固定,推药　左手绷紧局部皮肤,右手执笔式持注射器,中指或无名指固定针栓,以腕部用力,迅速垂直刺入针梗的1/2或2/3,放开左手,抽动活塞,无回血,即可推注药液。 5.拔针　用无菌棉签按压针眼,迅速拔针,无菌棉签轻压进针点,至不出血为止("两快一慢"伴匀速)。 6.核对,观察　再次核对床号、姓名、药名及用法;观察病人反应,询问病人感觉(不良反应、症状改善情况)
操作结束	1.协助,整理　协助病人穿衣裤,取舒适卧位,整理床单位。 2.用物处理　按医院规定处理。 3.洗手,记录　洗手,脱口罩;临时医嘱需在医嘱单上签名及写上时间

六、注意事项

(1)严格执行查对制度和无菌操作原则。

(2)两种药物同时注射时,注意配伍禁忌。

(3)对两岁以下婴幼儿不宜选用臀大肌注射,因其臀大肌尚未发育好,注射时有损伤坐骨神经的危险,最好选择臀中肌和臀小肌注射。

(4)切勿将针头全部刺入,以防针梗从根部衔接处折断,难以取出。若针头折断,应先稳定病人情绪,并嘱病人保持原位不动,固定局部组织,以防断针移位,同时尽快用无菌血管钳夹住断端取出,如断端全部埋入肌肉,应速请外科医生处理。

(5)对需长期注射者,应交替更换注射部位,并选用细长针头,以避免或减少硬结的发生。如因长期多次注射出现局部硬结时,可采用热敷、理疗等方法予以处理。

(6)确保针头未刺入血管内,避免病人疼痛,注入药液过程中,注意观察病人的反应。

七、思考与练习

(1)两岁以下婴幼儿最佳注射部位在哪里?为什么?

(2)注射时若针头折断,该怎么处理?

八、自我评价

(1)学习态度:认真□ 较认真□ 不认真□

(2)沟通效果:有效□ 较有效□ 效果差□

(3)熟练程度:熟练□ 较熟练□ 不熟练□

(4)学习效果:_____

(5)成功之处:_____

(6)不足之处:_____

(7)如何改进:_____

九、老师评价

达标□ 部分达标□ 不达标□

评语:_____

实训日期_____ 实训时数_____ 实训地点_____

考试日期_____ 学生签名_____ 教师签名_____

附:肌内注射法考核评分标准

项目	项目总分	操作要求	评分等级及分值				实际得分	备注
			A	B	C	D		
仪表	4	工作衣、帽、鞋穿戴整齐,戴好口罩	4	3	2	1～0		
操作前准备	6	洗手,修剪指甲	2	1.5	1	0		
		备齐用物,放置合理	4	3	2	1～0		
操作过程（抽吸药液）	27	核对、检查药液(讲明查对内容)	5	4	3	2～0		
		检查一次性注射器有效期、密封性	5	4	3	2～0		
		锯安瓿、消毒安瓿的方法正确	3	2	1	0		
		折断安瓿的方法正确,不污染	4	3	2	1～0		
		正确抽吸药液,不余,不漏,不污染,抽吸后正确放置注射器	10	8	6	4～0		
操作过程（注射）	53	评估病人,对病人做好解释,取得病人合作,注意护患沟通	5	4	3	2～0		
		病人体位正确	4	3	2	1～0		
		认真执行查对制度(讲明查对内容)	6	5	4	3～0		
		正确选择注射部位	6	5	4	3～0		
		消毒皮肤方法、范围正确	6	5	4	3～0		
		排气方法正确,不浪费药液	4	3	2	1～0		
		进针稳、准,角度、深度适宜,方法正确	8	7	6	5～0		
		抽回血,注药速度适宜	5	4	3	2～0		
		拔针方法正确	3	2	1	0		
		妥善放置用过物品	2	1.5	1	0		
		动作轻巧稳重	4	3	2	1～0		
护患沟通	5	护患沟通良好	5	4	3	2～0		
操作后	5	整理病人床单位,合理安置病人	3	2	1	0		
		整理用物	2	1.5	1	0		
总计	100							
质量控制		提醒后部位仍不正确扣20分; 出差错为不及格						

实训二十七 静脉注射法

一、实训目的与要求

（1）熟悉静脉注射法的适用范围：注入药物，用于不宜口服、皮下注射、肌内注射或需迅速发挥药效时；注入药物做某些诊断性检查、静脉营养治疗。

（2）严格遵守无菌操作原则和"三查八对"制度，树立爱伤观念，防止差错的发生。

（3）加强语言沟通技能训练，分散病人注意力，减轻其痛苦。

二、用物准备

（1）注射盘内备：根据药液量选择合适的注射器（20 mL 或 50 mL），6～9 号针头或头皮针，安尔碘或 0.5％聚维酮碘，无菌棉签，砂轮，弯盘，无菌纱布，止血带，治疗巾，按医嘱备药液。注射盘外备注射用小枕。

（2）其他用物：治疗车，医嘱本（注射卡），医疗垃圾桶，生活垃圾桶，手消毒液，抹布，护理模型。

三、操作沟通范例

45 床，林某，女，18 岁，因荨麻疹而就诊，医嘱：10％葡萄糖酸钙 10 mL＋5％葡萄糖溶液 10 mL，静脉注射 st。

1. 操作前解释

你好，我是你的责任护士小王，请问你叫什么名字？你现在皮肤很痒是吧？待会我会给你静脉注射 10％葡萄糖酸钙 10 mL＋5％葡萄糖溶液 10 mL，此药能迅速抗过敏，缓解你的症状，用药后你会感到舒服些。你以前打过静脉针吗？请不要紧张，我会操作得很轻、很仔细的。

2. 操作中指导

小林，你想在哪侧手臂注射？请你将袖子拉高，让我检查一下你的血管情况，我将选择比较粗、直、有弹性的静脉进行注射，尽量减轻进针给你带来的疼痛，也请你配合我，好吗？现在消毒皮肤。小林，请握紧拳头。进针时稍有一点痛感，请忍耐一下。很好，请放松拳头，注射葡萄糖酸钙溶液时，要慢慢地推药，你会有热感，这是正常反应，请不要害怕（边推注药液边观察病人反应）。再坚持一下就好了。结束了。

3.操作后嘱咐

小林,现已拔针,请你轻按针眼处片刻,勿放松或揉搓,这样可以防止针眼处出血或渗血而造成皮肤青紫肿胀。现在感觉舒服一些了吗? 请好好休息一下(安置卧位)。如果有需要或不适,请及时按呼叫器,我也会经常来看你的,谢谢你的配合。

四、训练过程

(1)观看操作视频,主讲教师总结操作要领。

(2)主讲教师交代实训要求与注意事项。全班同学分为两个大组,指导老师分组示教,示教结束,每个大组中3~4人组成一个合作小组,在护理模型上练习静脉注射法;操作熟练后,2人一组,在指导老师的指导下,进行实体操作。

(3)指导老师巡视,随时评价并纠正不规范的操作。

(4)集中讲评本次的训练情况。

五、操作流程

简要流程	操作要点
自身准备	1.素质要求　衣帽整洁,语言柔和,举止端庄。 2.核对(两人)　双人核对注射单及医嘱,签名
评估	1.病情　意识状况、心理状态、对用药的认知程度、合作程度。 2.治疗情况　用药史、过敏史及家族史。 3.局部　皮肤情况(感染、硬结、瘢痕、出血点)、静脉充盈程度及管壁弹性
操作前准备	1.环境　环境安静、清洁,光线适宜,清洁治疗盘、治疗台、治疗车。 2.护士　洗手,戴口罩。 3.用物　按需备齐
操作过程	1.核对,解释　携用物至床旁,核对,解释。说明药物应用目的、作用、操作过程及操作中可能出现的不适。 2.选择静脉,扎止血带　协助病人取舒适卧位。选择粗、直、弹性好的血管,避开静脉瓣,在穿刺肢体下垫小枕及治疗巾;在穿刺点上方6 cm处扎止血带,选择完毕,松止血带。 3.常规消毒　用无菌棉签蘸安尔碘或0.5%聚维酮碘,以注射点为中心,由内向外螺旋形涂擦,直径5 cm以上。初次消毒皮肤,再扎止血带,再次消毒,待干。 4.查对　再次核对,排尽空气。 5.进针　嘱病人握拳,护士一手绷紧静脉下端皮肤,另一手持注射器,针头斜面向上,与皮肤成20°角,自血管上方或侧方穿刺进针。 6.查回血,注药　见回血后将针头再平行送入少许,松止血带,固定针栓,嘱病人松拳;匀速缓慢推药,注射中试抽回血,保证针头在静脉内;观察病人反应。

续表

简要流程	操 作 要 点
操作过程	7.拔针　注射完毕,迅速拔针,用无菌棉签轻压进针点,至不出血为止。 8.核对,观察　再次核对,观察病人反应,询问病人感觉(不良反应、症状改善情况)
操作结束	1.协助,整理　协助病人取舒适卧位,整理床单位。 2.用物处理　同皮内注射法用物处理。 3.洗手,记录　洗手,脱口罩;临时医嘱需在医嘱单上签名及写上时间

六、注意事项

(1)严格执行注射原则。

(2)静脉注射时应选择粗、直、弹性好、不滑动、避开关节和静脉瓣的静脉进行穿刺;对需长期注射者,应有计划地由小到大、由远心端到近心端选择静脉。

(3)根据病人年龄、病情、药物性质,掌握推药的速度,并随时倾听病人的主诉、观察局部和全身反应。

(4)静脉注射有强烈刺激性的药物时,一定要再次确认针头在静脉内后方可推注药液,以免药液外溢导致组织坏死。

(5)股静脉注射时如抽出血液颜色为鲜红色,提示针头进入股动脉,应立即拔针,用无菌纱布加压穿刺处5～10分钟,直至无出血为止。

(6)穿刺时一旦出现局部血肿,立即拔出针头,按压局部,另选其他静脉重新穿刺。

七、思考与练习

(1)静脉注射失败常见原因。

(2)为肥胖病人静脉穿刺时的注意事项。

八、自我评价

(1)学习态度:认真□　较认真□　不认真□

(2)沟通效果:有效□　较有效□　效果差□

(3)熟练程度:熟练□　较熟练□　不熟练□

(4)学习效果:＿＿＿＿＿＿＿＿＿＿＿＿＿＿＿＿＿＿＿＿＿＿

(5)成功之处:＿＿＿＿＿＿＿＿＿＿＿＿＿＿＿＿＿＿＿＿＿＿

(6)不足之处:＿＿＿＿＿＿＿＿＿＿＿＿＿＿＿＿＿＿＿＿＿＿

(7)如何改进:＿＿＿＿＿＿＿＿＿＿＿＿＿＿＿＿＿＿＿＿＿＿

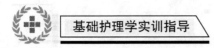

九、老师评价

达标□　部分达标□　不达标□
评语：_____
实训日期_____　实训时数_____　实训地点_____
考试日期_____　学生签名_____　教师签名_____

附:静脉注射法考核评分标准

项目	项目总分	操作要求	评分等级及分值				实际得分	备注
			A	B	C	D		
仪表	4	工作衣、帽、鞋穿戴整齐,戴好口罩	4	3	2	1～0		
操作前准备	6	洗手,修剪指甲	2	1.5	1	0		
		备齐用物,放置合理	4	3	2	1～0		
操作过程 · 抽吸药液	27	核对、检查药液(讲明查对内容)	5	4	3	2～0		
		检查一次性注射器有效期、密封性	5	4	3	2～0		
		锯安瓿、消毒安瓿和砂轮的方法正确	3	2	1	0		
		钳取注射器针头方法正确,不污染	4	3	2	1～0		
		正确抽吸药液,不余,不漏,不污染,抽吸后正确放置注射器	10	8	6	4～0		
操作过程 · 注射	48	评估病人,对病人做好解释,取得病人合作	3	2	1	0		
		核对(讲明查对内容)	6	5	4	3～0		
		消毒皮肤范围、方法正确	4	3	2	1～0		
		系止血带部位、方法正确	4	3	2	1～0		
		排气方法正确,不浪费药液	3	2	1	0		
		注射方法正确,一针见血(退针一次得10分,退针二次得8分,重注一次得8分)	15	10	8	7～0		
		穿刺后做好二松(松拳、松止血带)	3	1.5	1	0		
		注射速度适宜,拔针方法正确	4	3	2	1～0		
		关心病人,注意身心反应	2	1.5	1	0		
		动作轻巧稳重,妥善放置用物	4	3	2	1～0		

项目	项目总分	操 作 要 求	评分等级及分值				实际得分	备注
			A	B	C	D		
护患沟通	10	护患沟通良好	10	8	6	4～0		
操作后	5	整理病人床单位,妥善安置病人	3	2	1	0		
		整理用物	2	1.5	1	0		
总计	100							
质量控制		提醒后仍不松止血带扣10分; 出差错为不及格						

雾化吸入疗法

一、实训目的与要求

(1)能够准确说出超声波雾化器、氧气雾化器的结构和原理。

(2)通过实训学会应用超声波雾化器、氧气雾化器对病人实施给药。

(3)实训后学会超声波雾化器、氧气雾化器的消毒方法。

二、用物准备

(1)超声波雾化吸入给药法:治疗车上置超声波雾化器1套,药液(按医嘱),冷蒸馏水,水温计1支,注射器1支,弯盘,纸巾等。

(2)氧气雾化吸入给药法:雾化吸入器1个,供氧装置1套(湿化瓶内不放水),注射器1支,按医嘱备药等。

三、操作沟通范例

8床,张某,男,35岁。急性喉炎,需行雾化吸入。

1.操作前解释

(核对床头卡,8床,张某。到病人的右侧。)您好!能告诉我您的名字吗?我是您的责任护士小宋,我看一下您的腕带,好吗?您患了急性喉炎,需要为您做雾化吸入。雾化吸入是应用超声波将药液变成细微的气雾,由呼吸道吸入,达到消除喉部炎症的目的。这项操作没有什么痛苦,请您不要紧张,我们现在就开始,好吗?

2.操作中指导

(查对医嘱,核对床头卡,再次询问病人姓名和查看腕带。)张先生,您坐起来好吗?这样便于雾化吸入。(病人坐起。)我将口含嘴放入您口中,请闭紧嘴唇,用嘴深吸气,用鼻呼气。您觉得雾量合适吗?雾化吸入大概需要20分钟,在这过程中您有什么不适或需要请按呼叫器,我们会及时过来的。我也会随时过来看您。

3.操作后嘱咐

张先生,雾化完毕,我为您取下口含嘴,您躺下休息一下吧,是否感觉嗓子舒服点了?在治疗期间,请您多喝水,饮食宜清淡,尽量少说话,谢谢您的配合。

四、训练过程

(1)观看录像视频,主讲教师总结操作要领。

(2)主讲教师交代实训要求与注意事项。全班同学分为两个大组,指导老师分组示教,示教结束,每个大组3~4人组成一个合作小组。

(3)指导老师巡视,随时评价并纠正不规范的操作。

(4)集中讲评本次的训练情况。

五、操作流程

1.超声波雾化吸入疗法

简要流程	操作要点
自身准备	1.素质要求 衣帽整洁,语言柔和,举止端庄。 2.核对(两人) 双人核对注射单及医嘱,签名
评估	1.病情 意识状况、心理状态、对用药的认知程度、合作程度。 2.治疗情况 用药史及目前用药情况。 3.局部 呼吸情况及配合能力,指导病人雾化吸入时做深呼吸(紧闭口唇,用嘴深吸气,用鼻深呼气)
操作前准备	1.环境 环境安静、清洁,光线适宜,清洁治疗盘、治疗台、治疗车。 2.护士 洗手,戴口罩。 3.用物 按需备齐。 4.检查装置 检查超声波雾化器主机及附件是否完好,有无松动、脱落。 5.加蒸馏水 水槽内加冷蒸馏水250 mL左右,浸没雾化罐底部的透声膜。 6.药液准备 遵医嘱用生理盐水将药液稀释至30~50 mL,加入雾化罐内,旋紧罐盖,放置水槽内,盖紧水槽盖。 7.连接 正确连接超声波雾化器主机与各附件
操作过程	1.核对,解释 携用物至床旁,核对,解释。说明药物作用和操作方法,以取得合作。 2.病人准备 病人取坐位或半坐卧位,颌下铺治疗巾或毛巾。 3.调节雾量 接通电源,先开电源开关,调整定时器至15~20分钟,再开雾量调节开关,根据需要调节雾量,使药液呈雾状喷出。 4.指导配合 将口含嘴放入病人口中,或将面罩置于口鼻部,指导病人闭口深呼吸,以使药液达呼吸道深部,更好地发挥药效。每次使用时间为15~20分钟,若需连续使用,中间间隔30分钟。 5.观察 观察病人,询问反应

简要流程	操作要点
操作结束	1.整理　擦去病人面部雾珠,协助病人取舒适卧位,整理床单位。 2.用物处理　将超声波雾化器浸泡于消毒液中1小时,清洗,擦干备用(1人1套)。 3.洗手,脱口罩。 4.记录　记录雾化开始、结束时间,病人反应及效果;临时医嘱需在医嘱单上签名及写上执行时间

2.氧气雾化吸入疗法

简要流程	操作要点
自身准备	1.素质要求　衣帽整洁,语言柔和,举止端庄。 2.核对(两人)　双人核对注射单及医嘱,签名
评估	1.病情　意识状况、心理状态、对用药的认知程度、合作程度。 2.治疗情况　用药史及目前用药情况。 3.局部　呼吸情况及配合能力,指导病人雾化吸入时做深呼吸(紧闭口唇,用嘴深吸气,用鼻深呼气)
操作前准备	1.环境　环境安静、清洁,光线适宜,清洁治疗盘、治疗台、治疗车。 2.护士　洗手,戴口罩。 3.用物　按需备齐
操作过程	1.核对,解释　携用物至床旁,核对,解释。说明药物作用和操作方法,以取得合作。 2.病人准备　协助病人漱口(必要时),取舒适卧位,颌下铺治疗巾。 3.连接,调流量　将氧气雾化器的管口与氧气装置的输出管连接,根据需要调节雾量至6～8 L/min。 4.指导配合　指导病人手持氧气雾化器,用面罩扣住口鼻或放口含嘴于口中,嘱紧闭口唇深吸气、呼气,反复进行至药液吸完为止。每次使用时间为15～20分钟,若需连续使用,中间间隔30分钟。 5.观察　观察病人,询问反应
操作结束	1.整理　擦去病人面部雾珠,协助病人取舒适卧位,整理床单位。 2.用物处理　将氧气雾化器浸泡于消毒液中1小时,清洗,擦干备用(1人1套)。 3.洗手、脱口罩 4.记录　记录雾化开始、结束时间,病人反应及效果;临时医嘱需在医嘱单上签名及写上执行时间

六、注意事项

(1)严格执行查对制度及给药原则。

(2)使用前,先检查雾化器各部件有无松动、脱落等异常情况。

(3)水槽和雾化罐切忌加温水或热水;在使用过程中,如发现水槽内水温超过 50 ℃,应先关机,再更换冷蒸馏水;如发现雾化罐内药液过少,影响正常雾化,可增加药量,但不必关机,只需从盖上小孔向内注入即可。

(4)水槽底部的晶体换能器和雾化罐底部的透声膜薄而质脆,易破碎,操作和清洗过程中,动作应轻,以免损坏。

(5)特殊情况需连续使用雾化器时,中间应间歇 30 分钟。

(6)氧气湿化瓶内不放水,以防液体进入氧气雾化器内使药液稀释。

(7)在氧气雾化吸入过程中,应注意安全用氧,严禁接触烟火及易燃品。

(8)倒掉水槽内的水并擦干,雾化罐、口含嘴和螺纹管浸泡消毒 1 小时,再清洗擦干备用。

七、思考与练习

(1)简述雾化吸入疗法的目的。

(2)简述超声雾化吸入的注意事项。

八、自我评价

(1)学习态度:认真□ 较认真□ 不认真□

(2)沟通效果:有效□ 较有效□ 效果差□

(3)熟练程度:熟练□ 较熟练□ 不熟练□

(4)学习效果:_____

(5)成功之处:_____

(6)不足之处:_____

(7)如何改进:_____

九、老师评价

达标□ 部分达标□ 不达标□

评语:_____

实训日期_____ 实训时数_____ 实训地点_____

考试日期_____ 学生签名_____ 教师签名_____

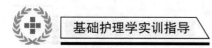

附:雾化吸入疗法考核评分标准

项目	项目总分	操作要求	评分等级及分值				实际得分	备注
			A	B	C	D		
仪表	5	工作衣、帽、鞋穿戴整齐,戴好口罩	5	4	3	2~0		
操作前准备	5	洗手,修剪指甲	2	1.5	1	0		
		备齐用物,放置合理	3	2	1	0		
操作过程 雾化准备	25	核对、检查医嘱认真、仔细	5	4	3	2~0		
		检查雾化器各部件,连接准确	5	4	3	2~0		
		加水至水槽的量和方法正确	5	4	3	2~0		
		雾化罐内加药方法及稀释方法正确	5	4	3	2~0		
		加药过程严格执行"三查八对"	5	4	3	2~0		
雾化过程	40	评估病人,做好解释,询问过敏史	5	4	3	2~0		
		再次查对清楚	5	4	3	2~0		
		接通电源,开启开关方法、顺序正确	10	8	6	4~0		
		面罩或口含嘴放置部位、方法正确	5	4	3	2~0		
		调节雾量正确	5	4	3	2~0		
		指导病人用口吸气,用鼻呼气	5	4	3	2~0		
		吸入的时间适宜(15~20分钟)	5	4	3	2~0		
护患沟通	10	操作中注意护患沟通	10	8	6	4~0		
操作后	15	停止吸入,关闭开关顺序正确	5	2	1	0		
		清理用物,整理床单位	5	2	1	0		
		消毒超声波雾化吸入器各部件方法正确	5	2	1	0		
总计	100							
质量控制		操作过程出差错为不及格						

密闭式静脉输液法

实训二十九

一、实训目的与要求

(1)补充水分及电解质,纠正水、电解质及酸碱平衡紊乱。

(2)输入药物,治疗疾病。

(3)能正确选择穿刺部位。

(4)学会周围静脉输液操作技术,牢固树立"三查八对"的观念,熟练运用无菌技术,防止差错事故的发生。

(5)学会输液滴速的调节方法,能处理输液过程中出现的各种故障。

(6)能与病人很好地沟通,取得配合。

二、用物准备

(1)治疗车上层:注射盘用物一套、弯盘、液体及药物(按医嘱准备)、加药用注射器及针头、止血带、输液敷贴或胶布、无菌棉签、注射用小枕、治疗巾、瓶套、砂轮、启瓶器、输液器一套、输液贴、输液卡、输液记录单、手消毒液。

(2)治疗车下层:锐器盒、生活垃圾桶、医疗垃圾桶。

(3)其他:输液架,必要时备小夹板、棉垫及绷带、输液泵、护理模型。

三、操作沟通范例

11床,黄某,男,35岁。因转移性右下腹疼痛20小时以"急性阑尾炎"收入院,急诊行"阑尾切除术",现手术后第一天,医嘱:静脉输液,5%葡萄糖溶液250 mL+头孢拉定3.0 g,静脉滴注。

1.操作前解释

(核对床头卡,11床,黄某。到病人的右侧。)您好!能告诉我您的名字吗?黄×,我是您的责任护士小李,让我看一下您的腕带,好吗?黄先生,您今天是术后第一天,感觉怎样?下床活动了吗?今天您要输1瓶液体,这是给您消炎补液用的。您准备在哪只手输液呢?我看一下好吗?嗯,左手手背这条血管很清楚,弹性也不错,我们待会就选这根血管,好吗?我会操作得很轻、很仔细,请您放心。需要我先协助您上卫生间吗?好的,请您稍等,我去准备用物,马上就来。

2.操作中指导

(查对医嘱,核对床头卡,再次询问病人姓名,核对腕带。)黄先生,请您躺好,把左手伸直放平,垫个小枕。先消毒一次,现在我要给您扎止血带,可能有些紧,请您配合一下,因为这样可以使您的血管更加充盈。我们再消毒一次,请握拳,进针时稍微有点痛,请忍耐一下。好了,黄先生,请您松拳,现在液体滴得很顺畅,我来调节一下滴速,根据您的年龄、病情及药物性质,我将液体调至60滴/分,有没有感觉哪不舒服?(同时观察病人的反应)

3.操作后嘱咐

黄先生,您配合得很好,输液速度我已经调节好了,请您和您的家人不要随意调节,我会经常过来看您的,如果您有事或有任何的不适,也可以随时按呼叫器叫我。您先好好休息。(在输液巡回单上做记录,注意观察病人的反应,协助病人盖被)

(输液结束)黄先生,今天的输液已经全部结束了,我马上给您拔针。您感觉怎么样?好的,我已经把针拔了,请您轻轻按压一下,不要揉,按压5分钟不出血就可以了。您还有什么需要呢?如果您有事或有任何的不舒服,可以随时按呼叫器叫我。您先好好休息,我帮您把被子盖好。(在输液巡回单上做记录并收回,注意观察病人的反应)

四、训练过程

(1)观看录像视频,主讲教师总结操作要领。

(2)主讲教师交代实训要求与注意事项。全班同学分为两个大组,指导老师分组示教,示教结束,每个大组3~4人组成一个合作小组,在护理模型上练习密闭式静脉输液法;操作熟练后,2人一组,在指导老师的指导下,进行实体操作。

(3)指导老师巡视,随时评价并纠正不规范的操作。

(4)集中讲评本次的训练情况。

五、操作流程

简要流程	操作要点
自身准备	1.素质要求　衣帽整洁,语言柔和,举止端庄。 2.核对(两人)　双人核对注射单及医嘱,签名
评估	1.病情　年龄、性别、体重,生命体征、意识状况、血液循环状况、自理能力、心理状态、对用药的认知合作程度。 2.治疗情况　用药史、过敏史及目前用药状况。 3.局部　皮肤情况(感染、硬结、瘢痕、出血点);静脉充盈度及管壁弹性。 4.环境　环境安静、清洁,光线适中,清洁治疗盘、治疗台、治疗车。

简要流程	操 作 要 点
操作前准备	1.护士　洗手,戴口罩。 2.用物　按需备齐,在有效期内,放置合理。 3.**核对并检查药液** (1)查对瓶签:药名、剂量、浓度、有效期。 (2)检查质量:密封包装有无破损、对光倒置检查药液质量、配伍禁忌。 (3)加药: ①套上瓶套(必要时)。 ②拉环启瓶盖(或输液袋注药口)。 ③常规消毒瓶塞:用无菌棉签蘸消毒液消毒瓶塞至瓶颈(或输液袋上注药口)。 ④根据医嘱加入药物,再次检查液体,并签名。 (4)贴输液贴:在输液瓶(袋)上倒贴输液贴。 (5)插输液器:检查输液器包装、有效期与质量,关闭调节器,取出输液器针头,将输液器针头及排气针头插入瓶塞至针头根部
操作过程	1.核对,解释　携用物至床旁,核对,解释。说明药物应用目的、作用、操作过程及操作中可能出现的不适。 2.病人体位　协助病人排尿,取舒适体位。 3.初步排气 (1)挂输液瓶(袋):再次查对无误,将输液瓶(袋)挂于输液架上,展开输液管。 (2)茂菲滴管倒置:先将茂菲滴管倒置,抬高茂菲滴管下输液管。 (3)液体流入茂菲滴管:打开调节器,使液体流入茂菲滴管内,当达到1/2～2/3满时,迅速倒转茂菲滴管,使液体缓慢下降。 (4)关闭调节器:液体流入头皮针管内即可关闭调节器,检查输液管内有无气泡。 4.准备　输液敷贴或胶布。 5.选择静脉,扎止血带　选择粗、直、弹性好的血管,避开静脉瓣,在穿刺肢体下垫小枕及治疗巾;在穿刺点上方6 cm处扎止血带,选择完毕,松止血带。 6.皮肤消毒　用无菌棉签蘸安尔碘或0.5%聚维酮碘以注射点为中心,由内向外螺旋形涂擦,直径5 cm以上。初次消毒皮肤,再扎止血带,再次消毒,待干。 7.查对　再次核对,排尽空气(少量药液滴出)。 8.进针 (1)穿刺:取下护针帽,嘱病人握拳,护士一手绷紧静脉下端皮肤,另一手持注射器,针头斜面向上,与皮肤成20°～30°角,自血管上方或侧方穿刺进针,见回血,再进针少许。 (2)三松:一手固定针柄,松开止血带,嘱病人松拳,松调节器。 (3)固定:待液体流入通畅,病人无不适后,用输液敷贴或胶布依次固定针柄、针梗和头皮针下端输液管。

续表

简要流程	操 作 要 点
操作过程	(4)调节,记录:调节滴速,记录(在巡视卡上写上输液开始时间,输液名称、量、滴速并签名)。 (5)核对,告知:告知病人输液中的注意事项,将呼叫器置于病人易取处
操作结束	1.协助,整理　协助病人取舒适卧位,整理床单位。 2.用物处理　同皮内注射法用物处理。 3.洗手,记录　洗手,脱口罩;临时医嘱需在医嘱单上签名及写上时间
观察	1.观察局部和全身　听病人主诉(注意病人心理状态),观察输液是否通畅、局部反应、全身反应(用药的作用及副作用)。 2.更换药液　若有多袋药液,及时更换(注意核对,并告知注意点)
输液完毕	1.拔针 (1)松输液敷贴,拔针:核对解释,轻轻撕松固定的输液敷贴,用无菌棉签轻压穿刺点上方,关闭调节器至液体不滴,迅速拔针。 (2)按压:嘱病人按压片刻至不出血。 2.整理 (1)整理:(记录输液停止时间)取下巡视卡及输液瓶(袋)。协助病人取舒适卧位,整理床单位,询问需要。 (2)清理用物:剪断输液管,将针头及输液器针头置于锐器盒中(按医院规定处理)。 3.洗手,记录　洗手,脱口罩;记录输液停止时间并签名

六、注意事项

(1)严格执行无菌操作原则及查对制度。

(2)输液前排尽输液管内的气体,防止发生空气栓塞。

(3)如果静脉充盈不良,可以按摩血管,嘱病人反复握拳、松拳几次。

(4)调节输液速度,一般成人 40～60 滴/分,儿童 20～40 滴/分;对需要 24 小时持续输液者,应每日更换输液器。

(5)合理安排输液顺序,并根据治疗原则,按急、缓及药物半衰期等情况合理分配药物;对需要长期输液的病人,要注意保护和合理使用静脉,一般从远端小静脉开始穿刺(抢救时例外)。

(6)注意药物的配伍禁忌,对于刺激性或特殊药物,应在确认针头已刺入静脉内时再输入。

(7)严格掌握输液的速度。对有心、肺、肾疾病的病人,老年病人、婴幼儿以及输注高渗、含钾或升压药液的病人,要适当减慢输液速度;对严重脱水、心肺功能良好者可适当加快输液速度。

(8)输液过程中要加强巡视,密切观察下列情况并及时处理,做好记录。

①病人有无输液反应:发热反应、循环负荷过重、静脉炎、空气栓塞。

②注射局部有无肿胀或疼痛。

③输液是否通畅、顺利,针头或输液管有无漏液,针头有无脱出、阻塞或移位,输液管有无扭曲、受压,液面有无自行下降等。

七、思考与练习

(1)静脉输液的目的。

(2)急性肺水肿的主要原因。

八、自我评价

(1)学习态度:认真□　较认真□　不认真□

(2)沟通效果:有效□　较有效□　效果差□

(3)熟练程度:熟练□　较熟练□　不熟练□

(4)学习效果:＿＿＿＿＿＿＿＿＿＿＿＿＿＿＿＿＿＿

(5)成功之处:＿＿＿＿＿＿＿＿＿＿＿＿＿＿＿＿＿＿

(6)不足之处:＿＿＿＿＿＿＿＿＿＿＿＿＿＿＿＿＿＿

(7)如何改进:＿＿＿＿＿＿＿＿＿＿＿＿＿＿＿＿＿＿

九、老师评价

达标□　部分达标□　不达标□

评语:＿＿＿＿＿＿＿＿＿＿＿＿＿＿＿＿＿＿＿＿＿＿＿

实训日期＿＿＿＿＿＿　实训时数＿＿＿＿＿＿　实训地点＿＿＿＿＿＿

考试日期＿＿＿＿＿＿　学生签名＿＿＿＿＿＿　教师签名＿＿＿＿＿＿

附:密闭式静脉输液法考核评分标准

项目	项目总分	操作要求	评分等级及分值				实际得分	备注
			A	B	C	D		
操作准备	5	护士准备:衣、帽、鞋整洁,洗手,戴口罩	5	4	3	2		
	5	用物准备:用物齐全,在有效期内,放置合理	5	4	3	2		

续表

项目	项目总分	操作要求	评分等级及分值				实际得分	备注
			A	B	C	D		
评估病人	4	询问、了解病人身体状况,评估操作环境	4	3	2	1		
	6	评估穿刺部位皮肤、血管状况,告知病人输液的目的,以取得合作	6	5	4	3		
准备药液	5	核对医嘱,核查药名、浓度、剂量、有效期,检查瓶口有无松动、瓶身有无裂痕,检查药液是否浑浊、有无沉淀或絮状物,同法检查安瓿	5	4	3	2		
	10	检查一次性用物,常规消毒,再次核对,根据医嘱及无菌技术要求加药,检查配制好的药液,贴输液贴于瓶身,操作后核对	10	8	6	4		
操作过程 输液	5	携用物至床旁,核对床号、姓名,协助病人做好准备(评估排尿情况),取舒适体位	5	4	3	2～0		
	3	选择穿刺部位,放小枕,铺垫巾,放止血带	3	2	1	0		
	3	常规消毒瓶塞	3	2	1	0		
	4	打开输液器,将输液器针头及排气针头插入瓶塞至针头根部,关紧调节器,将输液瓶(袋)倒挂于输液架上	4	3	2	1～0		
	7	一次排气成功,待液体流至头皮针管内即可关闭调节器,将针柄挂在茂菲滴管上	7	6	5	4～0		
	7	以进针点为中心,消毒皮肤(范围大于5cm),待干,备输液敷贴或胶布,扎止血带,再次消毒,查对医嘱	7	6	5	4～0		
	15	再次检查输液管内空气是否排尽(排液入弯盘),关调节器,绷紧皮肤,一次穿刺成功,见回血再进针少许,松止血带,嘱病人松拳,开调节器,固定针头,撤用物,将输液肢体放置舒适	15	10	5	4～0		
	2	调节输液速度(成人40～60滴/分,小儿20～40滴/分)	2	1.5	1	0		
	4	再次查对,取舒适体位,整理床单位,放置呼叫器开关于病人可取处	4	3	2	1～0		
	5	分类清理用物,洗手,记录时间,签名	5	4	3	2～0		

续表

项目	项目总分	操 作 要 求	评分等级及分值				实际得分	备注
			A	B	C	D		
指导病人	5	告知病人输液的目的、药物、不良反应	5	4	3	2~0		
	5	告知病人输液中的注意事项	5	4	3	2~0		
总计	100							

静脉留置针输液法

一、实训目的与要求

(1)熟悉静脉留置针输液法的适用范围:保护静脉,减少反复穿刺的痛苦,便于抢救,适用于长期输液或静脉穿刺困难的病人。

(2)能正确选择穿刺部位。

(3)学会静脉留置针穿刺操作技术,牢固树立"三查八对"的观念,熟练运用无菌技术,防止差错事故的发生。

(4)能与病人很好沟通,取得病人配合。

二、用物准备

(1)注射盘用物一套、止血带、注射卡、注射器、药液(根据医嘱准备)、输液贴、瓶套、输液器、无菌透明敷贴、输液巡回单、弯盘、洗手液、无菌棉签、启瓶器、砂轮、注射用小枕、一次性注射器。

(2)静脉留置针一套、封管液(无菌生理盐水或稀释肝素液)。

(3)输液架、锐器盒、生活垃圾桶、医疗垃圾桶,必要时备止血钳或小夹板、绷带、一次性手套、约束带、输液泵、护理模型。

三、操作沟通范例

12床,王某,男,70岁。因发热、咳嗽、咳痰3天以"肺炎"收入院。医嘱:静脉输液,5％葡萄糖溶液＋头孢拉定2.0 g,bid×5。

1.操作前解释

(核对床头卡,12床,王某。到病人的右侧。)您好!能告诉我您的床号和姓名吗?王大爷,我是您的责任护士小李,我看一下您的腕带,好吗?王大爷,您现在感觉怎样?还发热吗?遵医嘱我要给您输液,5％葡萄糖溶液250 mL加头孢拉定2.0 g,能消炎补液,治疗肺炎,这种消炎药一天要输两瓶,上午一瓶,下午一瓶,连续5天。您是希望用普通的输液针头,还是用留置针?您准备在哪只手输液?我看一下,好吗?嗯,左手手背这条血管很清楚,弹性也不错,我们今天就扎这儿,行吗?我会操作得很轻、很仔细的,请您放心。需要我先协助您上厕所吗?

2.操作中指导

(查对医嘱,核对床头卡,再次询问病人姓名和查看腕带。)王大爷,请您躺好,把左手伸直放平,垫个小枕,先消毒一次。现在我要给您扎止血带,可能有些紧,不过请您稍微忍耐一下,因为这样可以使您的血管更加充盈,我们再消毒一次,请握拳,进针时稍微有点痛,请配合一下。好了,王大爷,请您松拳,现在液体滴得很顺畅,我来调节一下滴速,60滴/分,有没有感觉哪儿不舒服?(同时观察病人的反应)

3.操作后嘱咐

王大爷,您配合得很好,输液速度我已经调节好了,请您和您的家人不要随意调动,您手这样放舒服吗?活动时注意不要牵拉到输液管道,穿刺部位的无菌透明敷贴尽量不要沾湿,左手臂要避免长时间下垂。今天输液结束后我会来封管,这种针头是软管,留在血管内不影响活动的。下午不用再扎针,直接接上针头就可以输液了。我会经常过来看您的,如果您有事或有任何的不适,也可以随时按呼叫器叫我。您先好好休息。(在输液巡回单上做记录,注意观察病人的反应,协助病人盖被)

(输液结束)王大爷,早上的输液已经全部结束了,您感觉怎么样?我马上给您封管,这样下午输液时直接接上针头就可以了,不用再扎针了。好的,我已经封好管了,您自己活动时注意不要让针头滑脱。您还有什么需要吗?如果您有事或有任何的不舒服,可以随时按呼叫器叫我。您先好好休息,我帮您把被子盖好。(在输液巡回单上做记录并收回。注意观察病人的反应)

四、训练过程

(1)观看录像视频,主讲教师总结操作要领。

(2)主讲教师交代实训要求与注意事项。全班同学分为两个大组,指导老师分组示教,示教结束,每个大组中3~4人组成一个合作小组,在护理模型上练习静脉留置针技术;操作熟练后,2人一组,在指导老师的指导下,进行实体操作。

(3)指导老师巡视,随时评价并纠正不规范的操作。

(4)集中讲评本次的训练情况。

五、操作流程

简要流程	操 作 要 点
自身准备	1.素质要求　衣帽整洁,语言柔和,举止端庄。 2.核对(两人)　双人核对注射单及医嘱,签名
评估	1.病情　年龄、性别、体重,生命体征、意识状况、血液循环状况、自理能力、心理状态、对用药的认知程度、合作程度。 2.治疗情况　用药史、过敏史及目前用药状况。 3.局部　皮肤情况(感染、硬结、瘢痕、出血点),静脉充盈程度及管壁弹性

简要流程	操 作 要 点
操作前准备	1.环境　环境安静、清洁,光线适中,清洁治疗盘、治疗台、治疗车。 2.护士　洗手,戴口罩。 3.用物　按需备齐,在有效期内,放置合理。 4.核对并检查药液 (1)查对瓶签:药名、剂量、浓度、有效期。 (2)检查质量:密封包装有无破损、对光倒置检查药液质量、配伍禁忌。 (3)加药: ①套上瓶套(必要时)。 ②拉环启瓶盖(或输液袋注药口)。 ③常规消毒瓶塞:用无菌棉签蘸消毒液消毒瓶塞至瓶颈(或输液袋上注药口)。 ④根据医嘱加入药物,再次检查液体,并签名。 (4)贴输液贴:在输液瓶(袋)上倒贴输液贴。 (5)插输液器:检查输液器包装、有效期与质量,关闭调节器,取出输液器针头,将输液器针头及排气针头插入瓶塞至针头根部
操作过程	1.核对,解释　携用物至床旁,核对,解释。说明药物应用的目的、操作过程及操作中可能出现的不适。 2.病人体位　协助病人排尿,取舒适体位。 3.初步排气 (1)挂输液瓶(袋):再次查对无误,将输液瓶(袋)挂于输液架上,展开输液管。 (2)茂菲滴管倒置:先将茂菲滴管倒置,抬高茂菲滴管下输液管。 (3)液体流入茂菲滴管:打开调节器,使液体流入茂菲滴管内,当达到1/2～2/3满时,迅速倒转茂菲滴管,使液体缓慢下降。 (4)关闭调节器:液体流入头皮针管内即可关闭调节器,检查输液管内有无气泡。 4.准备静脉留置针、无菌透明敷贴　检查静脉留置针、无菌透明敷贴型号及有效期,确认包装完好,打开无菌透明敷贴外包装。准备胶布2条,1条注明置管日期、时间,签名。 5.连接留置针与输液器,排气　取出留置针,消毒肝素帽,将输液器上头皮针插入留置针的肝素帽至针头根部;排尽空气,关闭调节器,检查针头及输液管内有无气泡。 6.选择静脉,扎止血带　选择粗、直、弹性好的血管,避开静脉瓣,在穿刺肢体下垫小枕和治疗巾;在穿刺点上方10 cm处扎止血带,选择完毕,松止血带。 7.皮肤消毒　用无菌棉签蘸安尔碘或0.5%聚维酮碘,以注射点为中心,由内向外螺旋形涂擦,直径8 cm以上。初次消毒皮肤,再扎止血带,再次消毒,待干。 8.查对　再次核对,排尽空气(少量药液滴出)。 9.进针 (1)旋转针芯:取下留置针针套,旋转针芯,松动外套管,调整针头斜面。 (2)穿刺:嘱病人握拳,护士一手绷紧静脉下端皮肤,另一手持注射器,针斜面向上,与皮肤成20°～30°角,见回血,降低穿刺角度,顺静脉方向再将穿刺针推进0.2 cm,持针座,将针芯与外套管全部送入静脉,再安全撤出针芯。

续表

简要流程	操 作 要 点
操作过程	(3)三松：一手固定针柄,松开止血带,嘱病人松拳,松调节器。 (4)固定：待液体流入通畅,病人无不适后,用无菌透明敷贴密闭式固定留置针管。 (5)贴记录胶布：用注明置管日期、时间、签名的胶布再次固定留置针管。 (6)固定延长管：用胶布将留置针延长管固定。 10.调节,记录　调节滴速,记录(在巡视卡上写上输液开始时间、输液名称、量、滴速并签名)。 11.核对告知：告知病人输液中的注意事项,呼叫器置于病人易取处
操作结束	1.整理　协助病人取舒适卧位,整理床单位。 2.用物处理　按医院规定处理。 3.洗手,记录　洗手,脱口罩;临时医嘱需在医嘱单上签名及写上时间;在护理记录单上记录静脉留置针的穿刺部位、日期及时间
观察	1.观察局部和全身　听病人主诉(注意病人心理状态),观察输液是否通畅,注意局部反应和全身反应(用药的作用及副作用)。 2.更换药液　若有多袋药液,及时更换(注意核对,并告知注意点)
输液完毕	1.封管 (1)注射器连接头皮针：关闭调节器,将抽有封管液的注射器连接头皮针,先拔出部分针头,仅剩下针尖斜面留在肝素帽内。 (2)推封管液：缓慢向留置针管内推注封管液2~5 mL,剩0.5~1 mL时,边推注边退针,使留置针内充满封管液,并用小夹子在靠近静脉端卡住延长管后拔出针头。 2.再次输液　消毒留置针肝素帽,将静脉输液针插入肝素帽内即可。 3.拔管 (1)松胶布和无菌透明敷贴：核对,解释,轻轻撕松胶布和无菌透明敷贴,关闭调节器。 (2)迅速拔针：用无菌棉签轻压穿刺点前方,迅速拔出留置针。 (3)按压：嘱病人按压片刻至不出血。 4.整理 (1)整理：(记录输液停止时间)取下巡视卡及输液瓶(袋)。协助病人取舒适卧位,整理床单位,询问病人需要。 (2)清理用物：剪断输液管,针头及输液器针头置于锐器盒中(按医院规定处理)。 5.洗手,记录　洗手,脱口罩;记录输液停止时间并签名

六、注意事项

(1)严格执行无菌操作原则及查对制度。

(2)选择粗、直的静脉,便于穿刺、固定。

(3)定期消毒、更换无菌透明敷贴,记录穿刺日期、更换日期。

(4)每日评估留置针使用情况。通常暂停输液时需推注封管液,但如使用的是正压封管器则不需要推注封管液。

(5)封管时消毒肝素帽或者正压接头,封管液选择无菌生理盐水,每次用 5～10 mL;或稀释的肝素液,每次 2～5 mL。

(6)每次输液前、后应检查病人穿刺部位及穿刺周围情况,询问病人有无不适。发现异常,及时处理。

(7)留置针的留置时间一般是 3～5 天,不同型号的留置针留置时间可参照产品使用说明。

七、思考与练习

(1)静脉留置针的留置时间是多久?

(2)静脉留置针的封管液有哪些?

八、自我评价

(1)学习态度:认真□　较认真□　不认真□

(2)沟通效果:有效□　较有效□　效果差□

(3)熟练程度:熟练□　较熟练□　不熟练□

(4)学习效果:＿＿＿＿＿＿＿＿＿＿＿＿＿＿＿＿＿＿＿＿＿＿＿＿＿＿

(5)成功之处:＿＿＿＿＿＿＿＿＿＿＿＿＿＿＿＿＿＿＿＿＿＿＿＿＿＿

(6)不足之处:＿＿＿＿＿＿＿＿＿＿＿＿＿＿＿＿＿＿＿＿＿＿＿＿＿＿

(7)如何改进:＿＿＿＿＿＿＿＿＿＿＿＿＿＿＿＿＿＿＿＿＿＿＿＿＿＿

九、老师评价

达标□　部分达标□　不达标□

评语:＿＿＿＿＿＿＿＿＿＿＿＿＿＿＿＿＿＿＿＿＿＿＿＿＿＿＿＿＿＿

实训日期＿＿＿＿＿＿　实训时数＿＿＿＿＿＿　实训地点＿＿＿＿＿＿

考试日期＿＿＿＿＿＿　学生签名＿＿＿＿＿＿　教师签名＿＿＿＿＿＿

附:静脉留置针输液法考核评分标准

项目	项目总分	操 作 要 求	评分等级及分值				实际得分	备注
			A	B	C	D		
操作前准备	13	工作衣、帽、鞋穿戴整齐,戴好口罩	4	3	2	1～0		
		洗手,修剪指甲	2	1.5	1	0		
		备齐用物,放置合理	3	2	1	0		
		认真核对,检查药物、用物	4	3	2	1～0		

项目		项目总分	操 作 要 求	评分等级及分值				实际得分	备注
				A	B	C	D		
操作过程	穿刺前准备	8	排气	3	2	1	0		
			检查留置针,消毒肝素帽,插入头皮针,排气	5	4	3	2~0		
	穿刺、输液	43	消毒皮肤范围、方法正确	3	2	1	0		
			扎止血带的距离、松紧合适	2	1.5	1	0		
			松动外套管,转动针芯	4	3	2	1~0		
			再次核对,排气	3	2	1	0		
			穿刺,送针芯和外套管入静脉(一次成功15分,退针一次扣5分,穿刺不成功0分)	15	10	5	0		
			松止血带,嘱病人松拳打开调节器	4	3	2	1~0		
			抽出内芯	5	3	1	0		
			固定留置针套管,方法正确	3	2	1	0		
			调节滴速	2	1.5	1	0		
			整理床单位,用物处理	2	1.5	1	0		
操作后	观察	6	静脉情况及输液通畅否	4	3	2	1~0		
			记录	2	1.5	1	0		
	封管	9	拔去输液头皮针	2	1.5	1	0		
			消毒肝素帽	2	1.5	1	0		
			注入肝素稀释液方法、剂量、时间正确	5	3	1	0		
	再输液	6	消毒肝素帽	2	1.5	1	0		
			生理盐水冲管	2	1.5	1	0		
			插入头皮针方法正确	2	1.5	1	0		
	拔管	4	留置时间正确	2	1.5	1	0		
			安置病人	2	1.5	1	0		
熟练程度		11	操作轻巧、敏捷、有条不紊	3	2	1	0		
			关心、爱护病人,与病人沟通	3	2	1	0		
			步骤正确,无菌观念强,操作熟练	5	3	1	0		
总计		100							

输液泵/微量输液泵输液法

一、实训目的与要求

（1）熟悉使用输液泵或微量输液泵的目的：使药物精确、持续、均匀地进入体内，有效避免药物浓度过大产生的副作用。

（2）学会使用输液泵，牢固树立"三查八对"观念，熟练运用无菌技术，防止差错事故的发生。

（3）能与病人很好地沟通，取得配合。

二、用物准备

（1）输液泵 1 台、注射泵 1 台、泵管、治疗单、一次性输液器 1 个、一次性 20 mL 或 50 mL 注射器 1 个。

（2）注射泵延长管、药液，治疗盘内备 2％碘酊、75％乙醇、无菌棉签、胶布、弯盘、启瓶器。

三、操作沟通范例

1 床，李某，男，58 岁，心肌梗死，病人主诉为头晕头痛。9 月 21 日 9 时接到医嘱：输入 10％葡萄糖溶液 500 mL 加 15 mg 硝酸甘油，使用输液泵，10 滴/分。

1. 操作前解释

（核对床头卡，1 床，李某。到病人的右侧。）您好！能告诉我您的名字吗？李×，我是今天的当班护士小王，请让我看一下您的腕带，好吗？根据您的病情，遵医嘱，我要为您输入 10％葡萄糖溶液 500 mL 加 15 mg 硝酸甘油，因为硝酸甘油输注要严格控制流速，因此我将用输液泵为您输液，输液泵能精确控制输送药液的流速和流量，并能对输液过程中出现的异常情况进行报警，同时及时自动切断输液通路。您同意输液吗？（评估血管，选择好输液的血管。）请您稍等，我去准备用物。（备好输液架）

2. 操作中指导

（核对床头卡，再次询问病人姓名和查看腕带。洗手，连接输液器与输液泵，打开电源，调节好剂量、滴数。）李先生，现在消毒皮肤，有点冰凉的感觉，请别紧张。王先生，液体已输好了，有什么不舒适的吗？（同时观察病人的反应）

3.操作后嘱咐

(交代注意事项。)李先生,现在液体很通畅,我已为您设定好流速,如果您在输液过程中有什么不适,请按床头的呼叫器,我会及时来处理。当警示信号出现时,表示输液完毕,请按铃。同时,我也会经常来看您的,请放心,谢谢您的配合!

四、训练过程

(1)观看录像视频,主讲教师总结操作要领。

(2)主讲教师交代实训要求与注意事项。全班同学分为两个大组,指导老师分组示教,示教结束,每个大组中3～4人组成一个合作小组,学生互做角色扮演,练习输液泵/微量输液泵的使用。

(3)指导老师巡视,随时评价并纠正不规范的操作。

(4)集中讲评本次的训练情况。

五、操作流程

1.输液泵

简要流程	操作要点
开始	1.排气　排尽输液管内空气。 2.装输液泵,置输液管　检查输液泵的完整性、有效期,将输液泵固定在输液架上,打开泵门,把排好气的输液管装进输液泵,固定好关上输液泵门,打开输液调节器到最大,将点滴传感器夹好(预充的药液到茂菲滴管的1/3处)。 3.接通电源　打开电源开关。 4.调节流速　遵医嘱设定流速和输液总量。 5.按开关　静脉穿刺成功后,按排气键再次排气,并将输液针与输液泵内的输液管相连,按压"开始/停止"键,启动输液
结束	1.关闭输液泵　当输液量接近预先设定值时,输液量显示键闪烁,提示输液即将结束。 2.取出输液管　按压"开始/停止"键,关闭输液泵,打开泵门,取出输液管。 3.清洁　清洁、消毒输液泵,存放于固定地点备用

2.微量输液泵

简要流程	操作要点
准备	护士衣帽整洁,洗手,戴口罩,备齐用物
评估	了解病人身体情况,向病人解释,取得病人合作;评估病人注射部位的皮肤及血管情况

续表

简要流程	操 作 要 点
备药	配制药液,用注射器抽吸准备好,注明药液名称及药物浓度
连输液泵	连接注射器与输液泵泵管,排尽空气;将注射器安装在输液泵上
核对解释	携用物至病人床旁,核对床号、姓名,讲解用泵的目的,消除紧张心理
启动输液	连接电源,打开泵开关,遵医嘱设定输注液量、进度,连接输液泵泵管和常规输液管,启动输液
交代事项	告知病人使用输液泵的目的、输入药物的名称、输液速度;告知病人输液肢体不要大幅度活动;告知病人及家属不要随意搬动或者调节输液泵,以保证用药安全;告知病人有不适感觉或者机器报警时及时通知医护人员
整理记录	分类清理用物,洗手,做好记录

六、注意事项

(1)正确设定输液速度及其他必须参数,防止设定错误延误治疗。

(2)护士随时查看输液泵的工作状态,使用输液泵的过程中,可能会出现报警,常见原因有:气泡,输液泵堵塞,输液结束等。在输液过程中护士要定时巡视,如果出现上述情况,请病人及时按呼叫铃,以便及时处理,及时排除报警故障,防止液体输入失控。

(3)注意观察穿刺部位皮肤情况,防止发生液体外渗,出现外渗时给予相应处理。

七、思考与练习

(1)在使用输液泵的过程中出现气泡或输液泵堵塞时,应该怎么处理?

(2)案例中总的输液时间是多少小时?

八、自我评价

(1)学习态度:认真□　较认真□　不认真□

(2)沟通效果:有效□　较有效□　效果差□

(3)熟练程度:熟练□　较熟练□　不熟练□

(4)学习效果:_____

(5)成功之处:_____

(6)不足之处:_____

(7)如何改进:_____

九、老师评价

达标□ 部分达标□ 不达标□

评语：_____

实训日期_____ 实训时数_____ 实训地点_____

考试日期_____ 学生签名_____ 教师签名_____

附：输液泵/微量输液泵输液法考核评分标准

项目	项目总分	操作要求	评分等级及分值 A	评分等级及分值 B	评分等级及分值 C	评分等级及分值 D	实际得分	备注
操作前准备	5	护士准备：衣帽整洁，洗手，戴口罩	5	4	3	2～0		
	5	用物准备齐全	5	4	3	2～0		
评估内容	5	了解病人身体状况，向病人解释，取得病人合作	5	4	3	2～0		
	5	评估病人注射部位的皮肤及血管情况	5	4	3	2～0		
操作过程	10	核对医嘱，做好准备	10	8	6	4～0		
	10	安全准确放置输液泵	10	8	6	4～0		
	15	正确安置管道于输液泵，并与病人输液器连接	15	12	9	6～0		
	10	按照医嘱设定输液速度和输液量以及其他需要设置的参数	10	8	6	4～0		
	15	使用微量输液泵时应将配好药液的注射器连接微量输液泵泵管，注射器正确安装于微量输液泵	15	12	9	6～0		
指导患者	5	告知病人使用输液泵的目的、输入药物的名称、输液速度	5	4	3	2～0		
	3	告知病人输液肢体不要进行剧烈活动	3	2	1	0		
	5	告知病人和家属不要随意搬动或者调节输液泵，以保证用药安全	5	4	3	2～0		
	2	告知病人有不适感觉或者机器报警时及时通知医护人员	2	1.5	1	0		
全程质量	5	操作训练，动作轻柔，与病人沟通到位	5	4	3	2～0		
总计	100							

标本采集法

一、实训目的与要求

(1)通过实训学会血、尿、粪便标本的采集法。

(2)学会与病人沟通,取得合作。

(3)采集中严格查对,认真操作,体贴病人,做到准确、及时。

二、用物准备

(一)血标本

(1)静脉注射盘。

(2)静脉血标本容器:真空采血管、一次性采血针、试管架。

(3)动脉血气分析:同静脉注射,另备无菌纱布,无菌手套,肝素适量,无菌软木塞、消毒液、无菌棉签、止血带、标本容器(抗凝管、干燥试管或血培养瓶)、检验单等。

(二)尿标本

(1)常规标本:100 mL 清洁容器。

(2)12 小时或 24 小时标本:3000 mL 清洁带盖大口容器、防腐剂。

(3)培养标本:消毒外阴用物、无菌试管、无菌手套、无菌棉签、无菌棉球、长柄试管夹、酒精灯、火柴、便盆,必要时备导尿用物。

(三)粪便标本

(1)常规标本、隐血标本:无菌蜡纸盒或塑料盒、竹签、便盆。

(2)寄生虫及虫卵标本:除上述用物外,另备透明胶带、载玻片。

(3)培养标本:无菌蜡纸盒或培养管、无菌棉签、消毒便盆、无菌生理盐水。

三、操作沟通范例

8 床,李某,女,42 岁,老师,近一个月来出现发热,体温 38 ℃左右,厌食,消瘦,体重下降 5.8 kg。为明确诊断,需查血糖、肝功能、血培养。

1.操作前解释

您好! 您能告诉我您的床号及姓名吗? 我是值班护士小王,您今天感觉怎么样?

为明确诊断,要给您抽血检查血糖、肝功能和血培养,好吗? 大概需要抽 10 mL 血液。您不用怕,我会操作得很轻,请您放心。您吃早餐了吗? 因为空腹时血液的各种化学成分处于相对恒定状态,检验结果比较准确。

2.操作中指导

李老师,我看看您手臂的血管,好吗? 请您把手伸出来。您的血管条件很好。我现在为您消毒皮肤,消毒液有点凉,请您坚持一下,请握拳。现在我要为您穿刺了,进针时有点疼,请您忍耐一下。李老师,血已经抽好了,请您松拳,按压穿刺点 3~5 分钟,直到不出血为止。

3.操作后嘱咐

李老师,您有什么不适吗? 您现在可以起床吃早餐了,准备接受治疗和护理。呼叫器就放在您的枕边,如有需要,请按呼叫器,我会及时来看您的,谢谢合作!

四、训练过程

(1)教师提出见习要求,说明见习方法及注意事项。

(2)由学校教师带学生到各个病区,交给病区带教老师,由病区总带教安排具体的带教老师,学生见习带教老师进行各种标本采集。

(3)学校教师在各病区内巡视,了解情况,及时处理相关事宜。

(4)回校集中评价本次见习情况。

五、操作流程

1.静脉血标本的采集

简要流程	操 作 要 点
自身准备	1.素质要求　衣帽整洁,语言柔和,举止端庄。 2.核对(两人)　双人核对注射单及医嘱,签名
核对,解释	备齐用物,携至床旁,核对床号、姓名、检验项目,并解释
取体位	协助病人取舒适体位
消毒穿刺	选择静脉,扎止血带,消毒皮肤,穿刺抽血,见回血抽取所需血量,松带,松拳,拔针,按压
留取标本	注入容器: 1.全血:取下针头,注入抗凝试管,轻轻摇匀; 2.血清:取下针头,注入干燥试管; 3.血培养:除去密封瓶铝盖后常规消毒瓶塞,更换针头后注入瓶内,轻轻摇匀
整理,送标本	协助安置病人于舒适卧位;整理床单位,清理用物;立即送检标本

2.动脉血标本的采集

简要流程	操作要点
自身准备	1.素质要求　衣帽整洁,语言柔和,举止端庄。 2.核对(两人)　双人核对注射单及医嘱,签名
核对解释	备齐用物,携至床旁,核对床号、姓名、检验项目,并解释,取得合作
抗凝处理	用注射器抽取 0.5 mL 肝素,来回抽动活塞后弃去肝素
取体位	协助病人取舒适体位,暴露穿刺部位,定位正确
消毒,穿刺	1.消毒　常规消毒穿刺点皮肤,范围大于 5 cm,戴无菌手套。 2.穿刺　固定动脉,针头与皮肤成90°角或40°角刺入动脉,见回血抽取所需血量
按压止血	抽血后立即刺入软木塞,局部加压5~10分钟
放置标本	轻搓注射器使之与肝素混匀,置于稳妥处
整理,送标本	协助安置病人于舒适卧位;整理床单位,清理用物;立即送检标本

3.尿标本的采集

简要流程	操作要点
自身准备	1.素质要求　衣帽整洁,语言柔和,举止端庄。 2.核对(两人)　双人核对注射单及医嘱,签名
确认医嘱	查对医嘱,根据检验目的选择合适的容器,贴好标签
核对,解释	备齐用物,携至床旁,核对床号、姓名、检验项目,并解释,取得合作
留标本	1.常规标本　嘱病人留取晨起第一次尿液 30 mL 于容器中。 2.12 小时或 24 小时标本　嘱病人自晨七时或晚七时至次晨七时,将全部尿液留于容器中(去头留尾),第一次尿后即加入防腐剂。 3.培养标本　消毒外阴后嘱病人排尿,留取中段尿5~10 mL 于无菌试管内;昏迷病人采用导尿术留取
整理,送标本	协助安置病人于舒适卧位;整理床单位,清理用物;立即送检标本

4.粪便标本的采集

简要流程	操作要点
自身准备	1.素质要求　衣帽整洁,语言柔和,举止端庄。 2.核对(两人)　双人核对注射单及医嘱,签名
确认医嘱	查对医嘱,根据检验目的选择合适的容器,贴好标签
核对,解释	备齐用物,携至床旁,核对床号、姓名、检验项目,并解释,取得合作

续表

简要流程	操作要点
留标本	1.常规标本 用竹签取 5 g 粪便于容器中。 2.寄生虫及虫卵标本 在粪便不同部位及黏液脓血部分采集 5～10 g 于容器中。 3.培养标本 嘱病人排便于消毒便盆中,用无菌棉签取粪便 2～5 g 于无菌培养瓶中,盖紧瓶塞。 4.隐血试验标本 采集前 3 天禁食肝、血、肉、铁剂及绿色蔬菜,第 4 天按常规标本留取
整理,送标本	协助安置病人于舒适卧位;整理床单位,清理用物;立即送检标本

六、注意事项

(1)严禁在输液、输血的针头处抽取血标本,应在对侧肢体采集。

(2)同时抽取不同种类的血标本,动作应迅速准确,先注入血培养瓶,其次注入抗凝管,最后注入干燥试管。

(3)女性病人月经期不宜留取尿标本。

(4)采集血液、尿液、粪便培养标本时严格无菌操作,以免污染。

(5)服驱虫剂后或做血吸虫孵化检查,应留取全部粪便,及时送检。

(6)查阿米巴原虫,采集前将便盆加温,便后立即连便盆一同送检;查蛲虫,晚上睡觉前或清晨未起床前将透明胶带粘于肛周,取下胶带粘在载玻片上查寄生虫体。

七、思考与练习

(1)采集血标本时如何防止溶血?

(2)如何指导病人留取 24 小时尿标本做糖定量测定?

(3)采集培养标本时应掌握哪些原则?

八、自我评价

(1)学习态度:认真□　较认真□　不认真□

(2)沟通效果:有效□　较有效□　效果差□

(3)熟练程度:熟练□　较熟练□　不熟练□

(4)学习效果:＿＿＿＿＿＿＿＿＿＿＿＿＿＿＿＿＿＿＿＿

(5)成功之处:＿＿＿＿＿＿＿＿＿＿＿＿＿＿＿＿＿＿＿＿

(6)不足之处:＿＿＿＿＿＿＿＿＿＿＿＿＿＿＿＿＿＿＿＿

(7)如何改进:＿＿＿＿＿＿＿＿＿＿＿＿＿＿＿＿＿＿＿＿

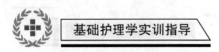

九、老师评价

达标□ 部分达标□ 不达标□
评语：_____

实训日期_____ 实训时数_____ 实训地点_____
考试日期_____ 学生签名_____ 教师签名_____

附:静脉血标本采集考核评分标准

项目	项目总分	操作要求	评分等级及分值				实际得分	备注
			A	B	C	D		
仪表	4	工作衣、帽、鞋穿戴整齐,洗手,戴口罩	4	3	2	1~0		
准备	12	评估病人病情、局部皮肤、血管情况、自理能力、理解合作程度	4	3	2	1~0		
		按检验要求备齐用物	4	3	2	1~0		
		查对医嘱,贴好标签	4	3	2	1~0		
操作过程	60	核对病人,做好解释,协助病人取舒适体位	4	3	2	1~0		
		选择合适静脉,铺垫巾,戴无菌手套	4	3	2	1~0		
		在穿刺处上部约6 cm处扎止血带	4	3	2	1~0		
		消毒皮肤,常规消毒穿刺点皮肤,范围大于5 cm	4	3	2	1~0		
		绷紧皮肤,针头斜面向上,与皮肤成适宜角度进针,刺入静脉	10	8	6	4~0		
		见回血后抽出适量血液	6	4	2	1~0		
		松止血带	4	3	2	1~0		
		将无菌棉签置于穿刺点处,迅速拔针,按压局部片刻	4	3	2	1~0		
		将血标本置于不同的容器中,顺序正确	4	3	2	1~0		
		采全血标本时,取下针头,缓慢注入抗凝管中,轻轻转动试管以防止血液凝固	4	3	2	1~0		
		采血清标本时,取下针头,缓慢注入干燥试管中,勿将泡沫注入,避免震荡	4	3	2	1~0		

续表

项目	项目总分	操作要求	评分等级及分值				实际得分	备注
			A	B	C	D		
操作过程	60	采血培养标本时,血液注入培养瓶前后消毒瓶塞或瓶口,轻轻摇匀	4	3	2	1~0		
		再次查对,标本及时送检	4	3	2	1~0		
操作后	8	安置病人,清理用物	3	2	1	0		
		一次性注射器消毒后做毁形处理	5	4	3	2~0		
护患沟通	6	病人能了解留取标本的目的,主动配合,护患沟通良好	6	4	2	1~0		
操作质量	10	穿刺局部无淤血、血肿	5	4	3	2~0		
		全过程稳、准、轻、快,符合操作原则	5	4	3	2~0		
总分	100							

鼻导管吸氧法

一、实训目的与要求

(1)通过实训,学会观察缺氧的临床表现。

(2)学会用氧过程中调节氧流量的方法。

(3)熟练掌握单侧鼻导管吸氧的操作方法。

(4)掌握用氧的注意事项,特别是用氧安全。

(5)学会与病人沟通,关心、体贴病人,取得合作。

二、用物准备

(1)氧气筒、管道化吸氧装置。

(2)治疗盘内备:治疗碗(内盛冷开水)1个、弯盘(内备纱布、鼻导管1~2根、橡胶管、通气管)1个、湿化瓶(内盛1/3~1/2冷开水)1个、胶布1卷、棉签1包。

(3)治疗盘外备:氧气表1只、扳手1把、橡皮圈、安全别针1个、记录单1本。护理模型。

(4)其他:污物盒1个、医疗垃圾桶、生活垃圾桶。

三、操作沟通范例

21床,杨某,男,58岁,主诉:咳嗽、咳痰、胸闷4天,伴喘息2天。检查:T 38.1 ℃,P 104次/分,R 27次/分,BP 126/74 mmHg,SpO_2 91%;意识清楚,双肺闻及散在哮鸣音,呼气相延长,口唇稍发绀,端坐呼吸,痰涂片见嗜酸性粒细胞。诊断:支气管哮喘。医嘱:吸氧,4 L/min。

1.操作前解释

杨大爷,您好!我是值班护士小王,您现在感觉胸闷不适、呼吸费力吗?这是因为您血液中氧含量不足,现在我们给您吸入氧气,提高血液中的含氧量,以改善您的缺氧状态。刚开始您可能觉得不适应,鼻腔有异物感,这种不适感会逐渐减轻,希望您能坚持一下。

2.操作中指导

杨大爷,我先用棉签为您清洁鼻腔。现在插入氧气导管了,可能有点不舒服,我会尽量轻一点。很好,您配合得很好,鼻导管已插好了。

3.操作后嘱咐

杨大爷,氧气流量我已经调试好了,请您自己不要随意调节。请您家人及探视的亲朋好友不要在病房内吸烟,以防引起火灾。氧气是一种干燥气体,吸入后可导致呼吸道黏膜干燥,分泌物黏稠,不易咳出,同时由于您呼吸增快,导致体液丢失增多,所以,您要多喝水,每日 2500~3000 mL,以补充水分,稀释痰液。我会常来看您,有事请按铃,谢谢您的配合。

四、训练过程

(1)观看录像,主讲教师示教操作过程,明确操作要领。

(2)主讲教师提出实训要求和方法。3~4 个学生为一组,轮流在护理模型上进行吸氧练习。要求学生根据教师设计的不同病例,选择不同的吸氧方式、氧浓度和湿化液等。

(3)学生分组练习装表法和氧气瓶吸氧。

(4)指导老师巡视,及时评价,纠正学生不规范操作手法和程序,随机抽查学生的操作并做出评价。

(5)集中讲评本次实训情况。

五、操作流程

简要流程	操 作 要 点
自身准备	1.素质要求　衣帽整洁,语言柔和,举止端庄。 2.核对(两人)　双人核对注射单及医嘱,签名
评估	1.病情　意识状况、呼吸状况、心理状态。 2.治疗情况　缺氧程度、认知合作程度。 3.局部　鼻中隔有无偏曲,鼻腔有无出血等
操作前准备	1.环境　环境安静、清洁、安全,光线适宜,远离明火及热源,清洁治疗盘、治疗台、治疗车。 2.护士　洗手,戴口罩。 3.用物　按需备齐
操作过程	1.核对,解释　携用物至床旁,核对,解释。说明吸氧目的及注意事项。 2.安置吸氧装置 (1)流量表:将流量表安装在中心供氧装置上。 (2)湿化瓶:湿化瓶内盛 1/2~2/3 的蒸馏水,并安装在流量表上。

续表

简要流程	操 作 要 点
操作过程	3.病人准备 (1)体位:协助病人取舒适体位。 (2)清洁鼻腔:用棉签蘸清水清洁鼻腔。 4.给氧 (1)连接:检查一次性双腔鼻导管,并连接在流量表上。 (2)调节:根据医嘱调节氧流量。 (3)检查:湿润鼻导管,并检查鼻导管是否通畅。 (4)插管:将鼻导管轻轻插入病人鼻腔内。 (5)固定:用透气胶布固定鼻导管。 5.记录观察 (1)记录:记录用氧的时间、氧流量。 (2)告知:告知病人及家属安全用氧的重要性及注意事项。 (3)观察:密切观察病人的病情及给氧效果。 6.停氧 (1)核对,解释:再次核对,评估病人,并解释停止吸氧的理由。 (2)拔管:拔出鼻导管,清洁鼻部。 (3)关流量表:关流量表,取下流量表及湿化瓶
操作结束	1.整理　取舒适卧位,整理床单位。 2.用物处理　一次性鼻导管按照医疗垃圾规定处理,消毒湿化瓶。 3.洗手,记录　洗手,脱口罩,记录停氧时间

六、注意事项

(1)严格遵守操作规程,注意用氧安全,切实做好"四防":防震、防火、防热、防油。搬运时避免倾倒撞击。氧气筒应置于阴凉处,周围严禁烟火和易燃品,距火炉至少5 m,距暖气至少1 m。氧气表及螺旋口勿涂油,也不可用带油的手拧螺旋。

(2)尽量选用一次性鼻导管、鼻塞、面罩,橡胶鼻导管必须严格消毒,橡胶连接管、湿化瓶等定期消毒更换,以防止交叉感染。

(3)使用氧气时应先调节流量而后应用,停氧时应先拔出鼻导管,再关闭氧气开关,以免一旦关错开关,大量氧气突然冲入呼吸道损伤肺部组织。

(4)在用氧中,经常观察缺氧状况有无改善,氧气装置有无漏气,是否通畅。持续用氧者应每日更换鼻导管1~2次。

(5)常用的湿化液有蒸馏水、冷开水。急性肺水肿的病人常选用20%~30%的乙醇作为湿化液。

(6)氧气筒内的氧气不可用尽,压力表上指针降至 5 kg/cm²(490 kPa)时,即不可再用,以防止灰尘进入筒内,于再次充气时引起爆炸。

(7)对未用或已用完的氧气筒,应挂"满"或"空"的标志,便于及时调换氧气筒。

七、思考与练习

(1)湿化瓶内应装什么溶液比较合理? 多长时间换一次? 为什么?

(2)对不同的病人,氧气流量的调节不同,根据是什么?

(3)氧气是易燃易爆物品,如何做到安全用氧?

八、自我评价

(1)学习态度:认真□　较认真□　不认真□

(2)沟通效果:有效□　较有效□　效果差□

(3)熟练程度:熟练□　较熟练□　不熟练□

(4)学习效果:＿＿＿＿＿＿＿＿＿＿＿＿＿＿＿＿＿＿＿＿＿＿＿

(5)成功之处:＿＿＿＿＿＿＿＿＿＿＿＿＿＿＿＿＿＿＿＿＿＿＿

(6)不足之处:＿＿＿＿＿＿＿＿＿＿＿＿＿＿＿＿＿＿＿＿＿＿＿

(7)如何改进:＿＿＿＿＿＿＿＿＿＿＿＿＿＿＿＿＿＿＿＿＿＿＿

九、老师评价

达标□　部分达标□　不达标□

评语:＿＿＿＿＿＿＿＿＿＿＿＿＿＿＿＿＿＿＿＿＿＿＿＿＿＿＿＿

实训日期＿＿＿＿＿＿＿　实训时数＿＿＿＿＿＿＿　实训地点＿＿＿＿＿＿＿

考试日期＿＿＿＿＿＿＿　学生签名＿＿＿＿＿＿＿　教师签名＿＿＿＿＿＿＿

附:鼻导管吸氧法考核评分标准

项目	项目总分	操 作 要 求	评分等级及分值				实际得分	备注
			A	B	C	D		
仪表	4	工作衣、帽穿戴整齐,戴口罩,洗手	4	3	2	1～0		
操作前准备	5	所有物品齐全,放置合理	5	4	3	2～0		

续表

项目		项目总分	操 作 要 求	评分等级及分值				实际得分	备注
				A	B	C	D		
操作过程	装表	8	先打开总开关,放气	2	1.5	1	0		
			拿表姿势正确,装好后氧气表直立	2	1.5	1	0		
			不漏气	4	3	2	1~0		
	吸氧	35	评估缺氧情况,解释,取得合作	4	3	1	0		
			清洁鼻腔,检查鼻导管是否通畅	2	1.5	1	0		
			正确调节氧气流量	4	3	1	0		
			插鼻导管的手法、方向正确	6	5	4	3~0		
			鼻导管插入的长度合适	4	3	1	0		
			固定鼻导管正确、美观	5	4	3	2~0		
			记录开始用氧时间	2	1.5	1	0		
			操作全过程方法、步骤正确	8	6	4	2~0		
	停止吸氧	23	拔鼻导管方法正确,鼻导管妥善放置	5	3	2	0		
			关闭氧气顺序正确	6	4	2	1~0		
			拔管后擦净病人面部	2	1.5	1	0		
			记录停止用氧时间	2	1.5	1	0		
			停用氧气全过程方法、步骤正确(先拔管,后关氧气表)	8	6	4	2~0		
操作后		5	妥善安置病人,整理床单位	2	1.5	1	0		
			用物处理	3	2	1	0		
护患沟通		10	与病人沟通良好,取得合作	10	8	4	0		
操作熟练程度		5	从装表到吸氧(做好记录为止)全部时间不超过3分钟,每超过1分钟扣2分	5	3	2	1~0		
操作质量		5	操作规范,病人感觉舒适	5	3	2	1~0		
总计		100							

实训三十四

吸痰法

一、实训目的与要求

（1）通过实训学会电动吸引器吸痰的操作方法。

（2）操作过程中动作轻柔，严格执行无菌技术。

（3）学会与病人沟通，关心、体贴病人，取得合作。

二、用物准备

（1）中心负压装置或负压吸引器1个、护理模型1个。

（2）吸痰盘内备有盖无菌罐2个、一次性吸痰管1～2根、无菌手套1副、无菌橡胶管1根、无菌生理盐水1瓶、棉签1包、弯盘1个、储液瓶1个、无菌血管钳或无菌镊、手消毒液、生活垃圾桶、医疗垃圾桶，必要时备舌钳、压舌板、开口器、多用电插板。

三、操作沟通范例

26床，王某，女，74岁，脑梗死，意识清楚，持续低流量吸氧，体质虚弱，喉咙痰多咳不出。医嘱：（必要时）吸痰prn，心电监护。

1. 操作前解释

王阿姨，您好！我是值班护士小张，因为您喉咙痰多，不能咳出，现在要给您吸痰，好吗？不用怕，我会操作得很轻，请您放心，希望您能配合。

2. 操作中指导

王阿姨，请您放松，吸痰时喉咙可能会不舒服，请不要紧张。请把口张开，我会很轻的。您配合得很好，吸痰很顺利，请您再坚持一下，很快就结束了（同时观察病人的面色及生命体征的变化）。很好，现在呼吸好些了吗？

3. 操作后嘱咐

王阿姨，谢谢您的配合，再有痰时您可以试着自己轻轻咳嗽，最好自己能把痰咳出来。可以适当喝一点水，这样痰液更容易咳出。呼叫器就放在您的枕边，如有需要，请按呼叫器，我会及时来看您的，谢谢合作！

四、训练过程

(1)观看录像,主讲教师示教操作过程,明确操作要领。

(2)主讲教师交代实训要求和注意事项。3~4 个学生为一组,1 人在护理模型上进行操作,其余同学观看,操作完毕,其他同学进行评价,轮流进行,每人在课堂内必须完成 1~2 次操作。

(3)指导老师巡视学生的练习,及时评价并纠正不规范的操作手法和程序,必要时再做分组示教。

(4)请 1 位学生进行回示,指出存在问题,集中讲评本次实训情况。

五、操作流程

简要流程	操作要点
自身准备	1.素质要求　衣帽整洁,语言柔和,举止端庄。 2.核对(两人)　双人核对注射单及医嘱,签名
评估	1.病情　意识状况、呼吸状况、心理状态。 2.治疗情况　呼吸道分泌物的量、黏稠度、部位,听诊呼吸音。 3.局部　口腔、鼻腔情况
操作前准备	1.环境　环境安静、清洁、安全,光线适宜,清洁治疗盘、治疗台、治疗车。 2.护士　洗手,戴口罩。 3.用物　按需备齐
操作过程	1.核对,解释　携用物至床旁,核对,解释。告知病人及家属吸痰的目的及注意事项。 2.病人准备　协助病人取舒适卧位,如有活动性义齿,应取下,给予病人高流量吸氧 1~2 分钟。 3.吸痰 (1)调负压:连接负压吸引器,打开开关,检查负压吸引器性能是否完好,连接是否紧密,调节负压,成人为 40.0~53.3 kPa,儿童小于 40 kPa。 (2)检查:停止吸氧,戴无菌手套,连接吸痰管,吸无菌生理盐水,检查吸痰管是否通畅。 (3)经口腔插管:嘱病人张口,昏迷病人用压舌板、张口器,关闭负压,将吸痰管由口腔经口咽部插入气管。 (4)经鼻插管:关闭负压,将吸痰管由鼻腔前庭、下鼻道、后鼻孔、鼻咽部插入气管。 (5)吸痰:打开负压,旋转,向上提拉吸痰管,自深部向上吸尽痰液。 (6)冲管:吸痰后,抽吸无菌生理盐水冲管,弃去吸痰管,关闭负压吸引器(需再次吸痰应更换吸痰管)。 (7)高流量给氧:擦净病人面部分泌物,给予病人高流量氧气吸入,恢复至吸痰前氧流量

续表

简要流程	操 作 要 点
操作结束	1.整理　取舒适卧位,整理床单位。 2.用物处理　一次性吸痰管按照医疗垃圾规定处理,消毒连接导管,及时倾倒储液瓶。 3.洗手,记录　洗手,脱口罩,记录吸痰时间、吸痰次数、痰液量、病情等

六、注意事项

(1)严格遵循无菌操作原则,吸引时,动作轻柔,由深部左右旋转,边吸边上提,吸净痰液,并随时擦净喷出的分泌物,已抽出的吸痰管不能重复插入吸引。

(2)吸痰过程中要注意观察病人的面色、呼吸是否改善,口腔黏膜有无损伤,吸出物的颜色、性状和量。

(3)一次吸引时间不宜超过 15 秒,连续吸引总时间不超过 3 分钟。吸引负压不可过大,一般成人为 $40.0 \sim 53.3$ kPa($300 \sim 400$ mmHg),以免损伤呼吸道黏膜。

(4)吸痰盘及用物每日更换或消毒一次。每吸痰一次更换一根吸痰管,不得反复使用。用于口腔或鼻腔的吸痰管切忌进入人工气道内吸引。

(5)吸引管及储液瓶要定时消毒,痰液消毒后再倾倒。

(6)呼吸衰竭病人吸痰前,可吸纯氧 $3 \sim 5$ 分钟后,再给予吸痰,以防吸痰后出现低氧血症。

(7)储液瓶内痰液应及时倾倒,瓶内液体量不能超过 2/3,以免将液体吸入气泵内损坏机器。

(8)吸痰时防止内套管脱出,吸痰管其外径不超过人工气道内径的 1/2,防止负压过大出现肺泡萎缩。

七、思考与练习

(1)吸痰时如何减轻病人的不适?
(2)经口鼻吸痰与气管切开吸痰操作要求和方法上有何区别?

八、自我评价

(1)学习态度:认真□　较认真□　不认真□
(2)沟通效果:有效□　较有效□　效果差□
(3)熟练程度:熟练□　较熟练□　不熟练□
(4)学习效果:_____
(5)成功之处:_____

(6) 不足之处: _____

(7) 如何改进: _____

九、老师评价

达标□　部分达标□　不达标□

评语: _____

实训日期_____　实训时数_____　实训地点_____

考试日期_____　学生签名_____　教师签名_____

附:吸痰法考核评分标准

项目	项目总分	操作要求	评分等级及分值				实际得分	备注
			A	B	C	D		
仪表	4	工作衣、帽穿戴整齐,戴口罩,洗手	4	3	2	1~0		
操作前准备	14	备齐用物,放置合理	4	3	2	1~0		
		核对,解释,评估	6	4	2	1~0		
		检查吸引器,压力调节适宜	4	3	2	1~0		
操作过程	50	倒无菌生理盐水	4	3	2	1~0		
		戴无菌手套	4	3	2	1~0		
		湿润吸痰管并试吸	4	3	2	1~0		
		手法正确,深浅适宜	10	8	6	4~0		
		吸痰方法正确,吸尽痰液	10	8	6	4~0		
		吸痰时间及间隙时间正确	8	6	4	2~0		
		处理痰液黏稠的措施正确	8	6	4	2~0		
		擦净面部的分泌物	2	1.5	1	1~0		
操作后	12	安置病人,整理床单位	3	2	1	1~0		
		吸痰管处理正确,及时倾倒储液瓶	5	4	3	2~0		
		记录吸痰效果、痰量及性状	4	3	2	1~0		
护患沟通	10	与病人或家属沟通有效,取得合作	10	8	4	0		
操作熟练程度	5	动作轻巧、迅速、有条不紊	5	3	2	1~0		

项目	项目总分	操作要求	评分等级及分值				实际得分	备注
			A	B	C	D		
操作质量	5	操作规范,病人舒适	5	3	2	1～0		
总计	100							

一、实训目的与要求

(1)学会选择洗胃溶液。
(2)学会各种洗胃的方法。
(3)学会关心、体贴病人,与病人沟通,取得合作。

二、用物准备

(1)电动吸引器 1 台,自动洗胃机 1 台。

(2)治疗盘内备胃管、漏斗胃管各 1 根、Y 形三通管、止血钳。输液架、输液器、输液导管、量杯 1 只、水温计 1 支、压舌板 1 块、小镊子 1 把、棉签 1 包、弯盘 1 个、听诊器 1 个、手电筒 1 个、胶布 1 卷、纱布数块、石蜡油 1 瓶、检验标本容器 1 个、毛巾 1 条、塑料围裙或橡胶单 1 条、水桶 2 只(1 只盛洗胃液、1 只盛污水)、50 mL 注射器、必要时备无菌压舌板、开口器、牙垫、舌钳、手消毒液等。

(3)医疗垃圾桶、生活垃圾桶。

三、操作沟通范例

6 床,吴某,女,38 岁,20 分钟前误饮含敌敌畏的饮料后,口吐白沫,无意识丧失。查体:体温 36.8 ℃,脉搏 108 次/分,呼吸 22 次/分,血压 130/80 mmHg,意识清楚,口吐白沫,颈软,无抵抗,心率 108 次/分,律齐,腹平软,肢体活动良好。初步诊断:有机磷农药中毒。医嘱:立即洗胃。

1.操作前解释

吴姐,您好! 我是值班护士小李,为了减少您身体对毒物的吸收,准备给您洗胃。我现在把一根细软的管子从您的口腔插入胃内,插管的过程会有点不舒服,但您只要按我说的做,配合好,很快会完成的,我会尽量轻一点,请您配合。

2.操作中指导

吴姐,为了便于胃管插入,我帮您取左侧卧位,来,我先检查一下并清洁您的口腔,好,没问题。现在开始插管了,请您放松,我的动作会很轻柔,请您做吞咽动作,很好,有点恶心,是吗? 先休息一下,现在感觉好些了吗? 请您再坚持一下,好,胃管已经插好了。吴姐,现在我用胶布把管子固定好。现在开始我要把洗胃液注入您的胃中,还要把您胃中的毒物清洗出来,这个过程需要一段时间,您不要紧张,冲洗出的液体要澄清无味就可以了。现在您冲洗出的液体已经澄清无味了,我现在要给您拔管,我会轻轻地操作,您不要紧张。

3.操作后嘱咐

吴姐,谢谢您的配合。您别担心,我们会尽全力为您治疗。

四、训练过程

(1)观看录像,主讲教师示教各种洗胃法,明确操作要领和注意事项。

(2)主讲教师提出实训方法和要求。3～4个学生为一组,轮流练习各种洗胃法,操作时全组同学共同配合完成,如1人插胃管,1人连接调试机器,1人负责观察等。各种洗胃方法完整操作至少一遍。

(3)学生分组练习,指导老师巡视指导,及时评价并矫正不规范操作。

(4)请1位学生进行回示,指出存在问题,集中讲评本次实训情况。

五、操作流程

1.电动吸引器洗胃法

简要流程	操 作 要 点
自身准备	1.素质要求 衣帽整洁,语言柔和,举止端庄。 2.核对(两人) 双人核对注射单及医嘱,签名
评估	1.病情 意识状况、呼吸状况、心理状态。 2.治疗情况 中毒物、中毒时间及途径。 3.局部 有无活动义齿
操作前准备	1.环境 环境安静、清洁、安全,光线适宜,清洁治疗盘、治疗台、治疗车。 2.护士 洗手,戴口罩。 3.用物 按需备齐
操作过程	1.准备 选取合适体位,围好围裙,取下活动义齿,置弯盘于口角旁,置污物桶于座位前或床头下方。 2.接管 输液管与Y形三通管主管相连,洗胃管及储液瓶的引流管分别与Y形三通管两个分支相连,将洗胃液倒入输液瓶内,夹紧输液管,挂输液架上。 3.插管,固定 插管并证实在胃内(同鼻饲法)后,固定胃管。 4.吸尽胃内容物 开动电动吸引器,吸尽胃内容物后关电动吸引器。 5.吸液,冲液 夹紧引流管,开通输液管使洗胃液入胃300～500 mL;再夹紧输液管,开通引流管,吸液、冲液交替进行。

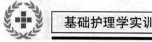

续表

简要流程	操作要点
操作过程	6.停止　洗出液澄清无味,停止洗胃。 7.清洁　清洁病人口鼻及面部,撤去治疗巾
操作结束	1.整理　取舒适卧位,整理床单位。 2.用物处理　及时倾倒污物桶,消毒备用。 3.洗手,记录　洗手,脱口罩,记录洗胃时间,洗胃液的名称、液量及洗出液的气味、颜色、液量

2.自动洗胃机洗胃法

简要流程	操作要点
自身准备	1.素质要求　衣帽整洁,语言柔和,举止端庄。 2.核对(两人)　双人核对注射单及医嘱,签名
评估	1.病情　意识状况、呼吸状况、心理状态。 2.治疗情况　中毒物、中毒时间及途径。 3.局部　有无活动义齿
操作前准备	1.环境　环境安静、清洁、安全,光线适宜,清洁治疗盘、治疗台、治疗车。 2.护士　洗手,戴口罩。 3.用物　按需备齐
操作过程	1.准备　选取合适体位,围好围裙,取下活动义齿,置弯盘于口角旁,置污物桶于座位前或床头下方。 2.插管,固定　插管并证实在胃内(同鼻饲法)后,固定胃管。 3.检查　通电,检查自动洗胃机功能。 4.连接　将已配制好的洗胃液倒入水桶,将3根橡胶管分别与自动洗胃机的进液管、胃管、污水管相连,进液管的另一端放入洗胃液桶内,污水管的另一端放入空水桶内,胃管的另一端与病人的胃管相连,调节药量的流速。 5.灌洗　按"手吸"键,吸出胃内容物,再按"自动"键,对胃行自动冲洗。反复灌洗。 6.停止　洗出液澄清无味时,按"停机"键,机器停止工作,分离胃管和自动洗胃机。 7.拔胃管　撤去胶布,反折胃管末端,纱布包裹,边拔边擦拭,至咽部时嘱病人屏气(或呼气),迅速拔出,置于弯盘。 8.清洁　清洁病人口鼻及面部,撤去治疗巾
操作结束	1.整理　取舒适卧位,整理床单位。 2.用物处理　按"自动"键反复冲洗自动洗胃机各管道,消毒备用。 3.洗手,记录　洗手,脱口罩。记录洗胃时间,洗胃液的名称、液量及洗出液的气味、颜色、液量

六、注意事项

(1)插管时动作要轻,切勿损伤食管黏膜或误入气管。在洗胃过程中如发现病人腹痛,或有血性液体洗出,应停止洗胃,并通知医生,协助医生处理。

(2)每次灌洗量不宜过多,300～500 mL 为限,如灌入液体过多,液体可从鼻腔、口腔涌出而引起窒息,同时易导致急性胃扩张,增加毒物吸收。

(3)吞服强酸、强碱腐蚀性药物者,切忌洗胃。

(4)幽门梗阻病人洗胃时,需记录胃内潴留量,洗胃宜在饭后 4～6 小时或空腹时进行。

(5)昏迷病人洗胃宜谨慎,去枕,头偏向一侧,以免分泌物误入气管。

(6)消化性溃疡、食管梗阻、食管静脉曲张、胃癌等病人一般不进行洗胃。

七、思考与练习

(1)如你在急诊科工作遇到服毒病人,他又不愿意洗胃,怎么办?

(2)洗胃时如何选择洗胃溶液?

(3)哪些病人应禁忌洗胃或谨慎洗胃?

八、自我评价

(1)学习态度:认真□ 较认真□ 不认真□

(2)沟通效果:有效□ 较有效□ 效果差□

(3)熟练程度:熟练□ 较熟练□ 不熟练□

(4)学习效果:＿＿＿＿＿＿＿＿＿＿＿＿＿＿＿＿＿＿＿＿＿＿＿＿＿＿＿＿＿

(5)成功之处:＿＿＿＿＿＿＿＿＿＿＿＿＿＿＿＿＿＿＿＿＿＿＿＿＿＿＿＿＿

(6)不足之处:＿＿＿＿＿＿＿＿＿＿＿＿＿＿＿＿＿＿＿＿＿＿＿＿＿＿＿＿＿

(7)如何改进:＿＿＿＿＿＿＿＿＿＿＿＿＿＿＿＿＿＿＿＿＿＿＿＿＿＿＿＿＿

九、老师评价

达标□ 部分达标□ 不达标□

评语:＿＿＿＿＿＿＿＿＿＿＿＿＿＿＿＿＿＿＿＿＿＿＿＿＿＿＿＿＿＿＿＿＿＿＿

实训日期＿＿＿＿＿＿＿ 实训时数＿＿＿＿＿＿＿ 实训地点＿＿＿＿＿＿＿

考试日期＿＿＿＿＿＿＿ 学生签名＿＿＿＿＿＿＿ 教师签名＿＿＿＿＿＿＿

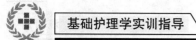
附:洗胃法考核评分标准

项目	项目总分		操作要求	评分等级及分值				实际得分	备注
				A	B	C	D		
仪表	5		工作衣、帽、鞋穿整齐,戴好口罩	5	4	3	2～0		
操作前准备	5		修剪指甲,洗手	2	1.5	1	1～0		
			备齐用物,携至床旁	3	2	1	1～0		
操作过程		病人准备	核对床号、姓名,解释操作目的及过程	4	3	2	1～0		
			评估病人全身和局部情况	4	3	2	1～0		
		12	病人取坐位或半坐卧位,昏迷病人取左侧卧位	2	1.5	1	1～0		
			颌下铺治疗巾,检查口腔	2	1.5	1	1～0		
		插管	测量胃管插入长度并做标记,润滑胃管前端	4	3	2	1～0		
		16	一手持纱布托住胃管,另一手持镊子夹住胃管,经口腔轻轻插入	6	5	4	3～0		
			到15 cm时嘱病人做吞咽动作,当病人做吞咽动作时,将胃管迅速向前推进	6	5	4	3～0		
		检查连接	检查自动洗胃机或电动吸引器性能	2	1.5	1	0		
		6	各种管道连接正确	2	1.5	1	0		
			调节负压正确	2	1.5	1	0		
		固定,灌洗	确定胃管在胃内后,用胶布固定胃管	5	4	3	2～0		
			吸尽胃内容物	5	4	3	2～0		
		25	灌入洗胃溶液,再吸出,反复进行,直至洗出液澄清无味	5	4	3	2～0		
			正确处理灌洗过程中出现的故障	5	4	3	2～0		
			随时观察病人病情变化	5	4	3	2～0		
		拔管	拔管方法正确	3	2	1	0		
		6	协助病人漱口、洗脸,卧床休息	3	2	1	0		
		整理,记录	清理用物,整理床单位,协助病人取舒适卧位	3	2	1	0		
		10	记录拔管时间及病人反应	2	1.5	1	0		
			正确清理、消毒自动洗胃机或电动吸引器	5	4	3	2～0		

项目	项目总分	操 作 要 求	评分等级及分值				实际得分	备注
			A	B	C	D		
护患沟通	5	与病人沟通良好,取得合作	5	4	3	2~0		
操作熟练程度	5	动作稳、准、轻、快,操作熟练	5	4	3	2~0		
操作质量	5	操作规范,病人感觉舒适	5	3	2	1~0		
总计	100							

主要参考文献

[1] 李小寒,尚少梅.基础护理学[M].6版.北京:人民卫生出版社,2017.
[2] 周春美,张连辉.基础护理学[M].3版.北京:人民卫生出版社,2014.
[3] 张美琴,邢爱红.护理综合实训[M].北京:人民卫生出版社,2014.
[4] 张春舫,任景坤.护士岗位技能训练50项考评指导[M].北京:人民军医出版社,2010.